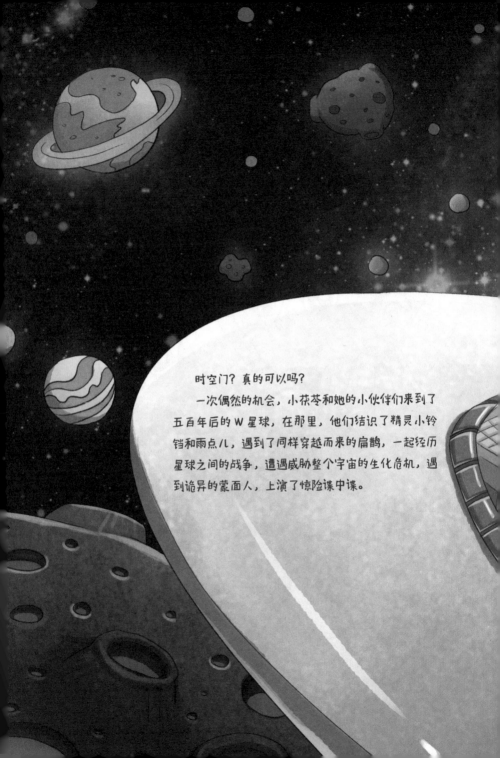

时空门？真的可以吗？

一次偶然的机会，小茯苓和她的小伙伴们来到了五百年后的W星球，在那里，他们结识了精灵小铃铛和雨点儿，遇到了同样穿越而来的扁鹊，一起经历星球之间的战争，遭遇威胁整个宇宙的生化危机，遇到诡异的蒙面人，上演了惊险谍中谍。

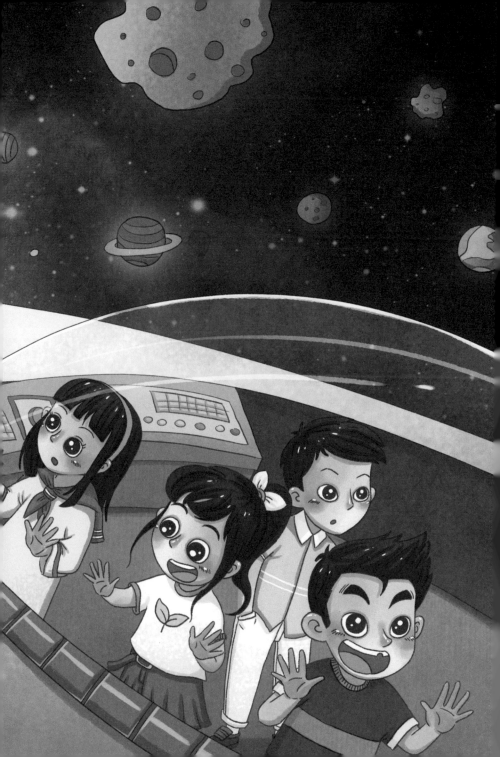

最终他们能解救出人质吗？能揭开蒙面人神秘
的面纱吗？能化解宇宙危机吗？小伙伴们能平安地
回家吗？扁鹊又去了哪里？

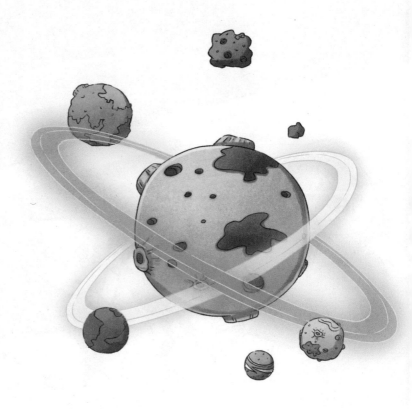

目录

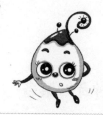

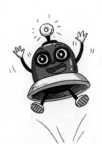

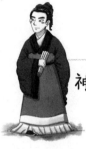

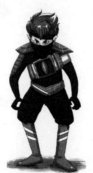

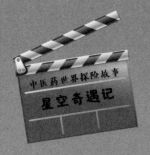

中医药世界探险故事

星空奇遇记

人物介绍

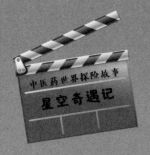

小茯苓

　　爸爸是位中医大夫，给她起了个名字——小茯苓，希望她能像松树旁的茯苓一样充满灵气。小茯苓从小就与别人不一样，她的小脑袋里充满了各种稀奇古怪的想法，总是做着与众不同的事情。在小伙伴心目中，她是个标准的女汉子，路见不平，拔刀相助，但有点小粗心，也有些小急躁。

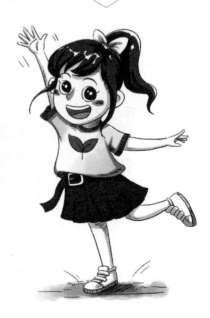

林夏夏

毛毛口中的"大小姐"，大家心中的乖乖女，胆子小，身体弱，刚开始探险时，总会出一些让人担忧的状况。这样一个文静胆小的女孩子，能跟随小伙伴们完成探险任务吗？

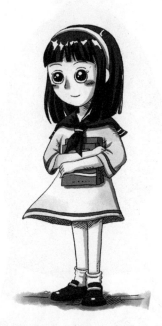

田小七

小莜苓心中的偶像，高高的帅小伙，爱帮助别人，幽默风趣，知识渊博。虽然看起来很自信，但害怕失败，不敢挑战新事物，只愿意做那些有把握的事情，小莜苓能改变他吗？

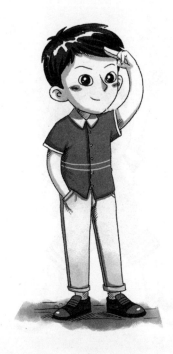

毛毛

小小伙伴心目中标准的调皮孩子，自认为是个学渣，但好奇心强。在探险的过程中，他状况百出，却也领悟到知识的神奇魅力，面对强悍自己多倍的敌人，他能否化险为夷呢？

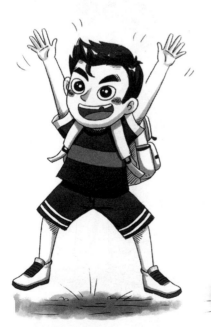

扁鹊

青衣长发，面容清秀，淡定儒雅。给人看病相当有原则，不合规矩绝不出手。

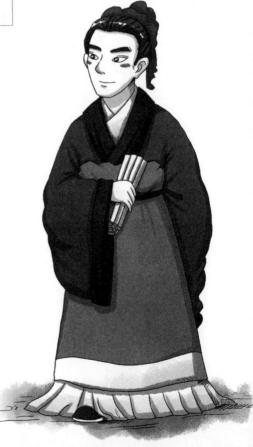

小铃铛

S星球守护时空隧道的精灵，贪玩调皮。但小荻苓的古怪精灵却是他的克星。

林博士

S星球研究院的首席指挥官，一副黑框眼镜后面藏着一双充满智慧的眼睛。平时不苟言笑，做事严谨认真。

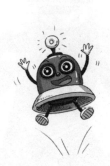

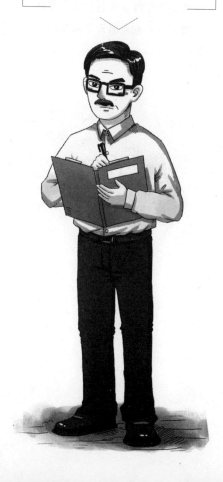

雨点儿

S星球精灵，W星球的海族人以她的父母为人质要挟她作为他们在S星球的卧底，但是她内心的良知没有完全泯灭，最后在得知自己的身份后，终于帮助林博士等人彻底消灭了海族的邪恶统治者。

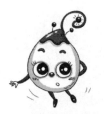

蒙面人

十几年前，靠阴谋夺取了W星球的统治权，成为了W星球海族人的邪恶统治者。

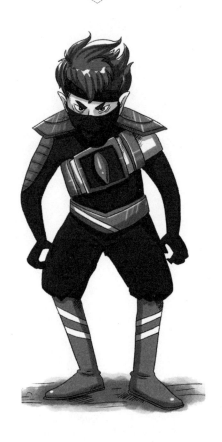

科技馆里的秘密

今天，学校组织同学们去参观科技馆。

科技馆是小荻苓最喜欢去的地方之一，因为每次去总有新的收获。当然，还有一个只有小荻苓自己知道的小秘密，那就是小荻苓发现在科技馆里有一个会眨眼睛的机器人模型，当然，她也只是见到过一次。

那是一年前的一个周末。小荻苓做完了作业在家百无聊赖地转悠。爸爸在看书，妈妈出去会闺蜜了。

"老爸，好无聊啊，咱们出去转悠转悠啊？"

"你想去哪？图书馆？科技馆？博物馆？还是动物园？"小荻苓爸爸放下手里的书说道。

"科技馆，科技馆，太棒了，要去科技馆喽，老爸万岁！"小荻苓一改刚才没精打采的样子，立马兴奋了起来。

　　爷俩简单收拾了一下就出门了。到了科技馆，小茯苓像鱼儿见到了水，一下子欢腾起来了。一眨眼的工夫，就远离了爸爸的视线。

　　"慢点儿……"爸爸在后面无奈地喊道。

　　小茯苓已经完全听不到爸爸的声音了。

　　"这里又多了两面哈哈镜……'食物链'这里少了一只螳螂……元素周期表还是老样子……'无源之水'看起来还是那么逼真……今天的火箭发射比原来晚了一些时间……机器人又有了新动作……"小茯苓如数家珍般一边看一边自言自语。

　　"咦？这里多了个机器人模型。"小茯苓发现了新大陆般惊喜。这个机器人模型很可爱，头接近方形，两个眼睛圆圆的，嘴巴很小也是圆的。

　　"怎么没有鼻子啊？"小茯苓歪着头看了半天，总感觉这个机器人和原来见过的有哪里不一样。

　　"哦，是眼睛，他的眼睛好亮啊。"小茯苓终于找到了原因，就在这时，小茯苓看到机器人的左眼冲她眨了一下。

　　"天哪，太可爱了。"小茯苓的第一反应认为这是一个智能机器人。但是她找了半天既没发现任何操作按钮，也没找到可以充电或安放电池的地方。

　　"太阳能的。嗯，就是这样的。"小茯苓为自己的分析能力

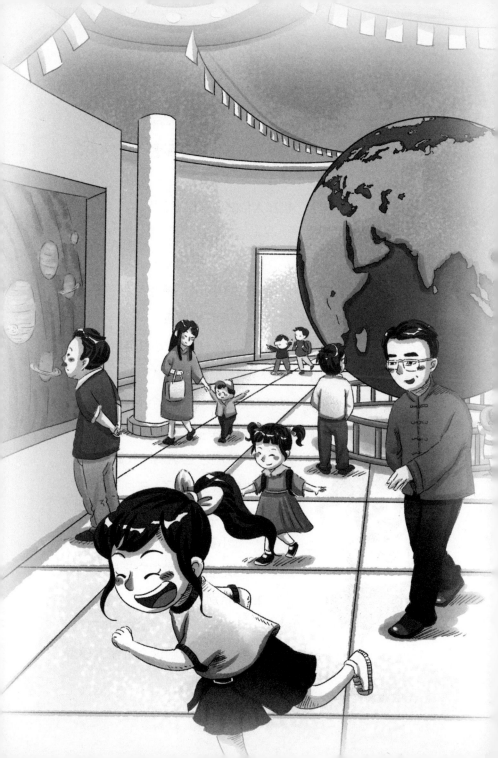

小小地自豪了一下。

"你好！"小茯苓认真地和机器人打着招呼，机器人没有任何反应。

"你叫什么名字？"机器人依然没有反应。

"唱个歌吧？"

……

小茯苓把能想到的打招呼方式都用了，甚至还轻轻摸了摸机器人的头和手，但这个机器人都没任何反应。

"叔叔，请问这个机器人怎么操作啊？"小茯苓特别想跟机器人互动，便求助于工作人员。

"操作？"一个帅气的叔叔走了过来。"这个不能操作，它就是个简单的模型，没有任何声、光、电。"

"啊？可刚才它明明冲我眨眼睛了啊。"帅叔叔已经走了，去回答其他小朋友的问题去了。

小茯苓对着机器人模型上下左右地看，总觉得它是与众不同的，特别是眼睛。

从那以后，每次去科技馆，小茯苓总要到这个机器人模型那里研究半天，遗憾的是，她再也没看到过机器人冲她眨眼睛，尽管她每次都盼望着。

　　小茯苓没有想到，这一天真的让她给盼来了，她更没想到的是，她日夜盼望的机器人冲她眨一下眼睛会给她的生活带来怎样的巨变……

真的有时空门

今天，到了科技馆，和往常一样，小茯苓又来到了机器人模型面前盯着它的眼睛看。

"你什么时候再眨一次眼睛啊？"小茯苓对着机器人模型说。和之前的每一次一样，机器人模型没有回应，小茯苓再一次失望地刚要转身离开，忽然，机器人的左眼眨了一下。

"太好了！"小茯苓激动地喊了出来。

"怎么了？"在附近的田小七、毛毛和林夏夏听到声音后都跑了过来。

"眼睛,眼睛……机器人的眼睛……"小茯苓话还没有说完，只见一道白光从机器人的左眼里射了出来。

"啊……"

小茯苓他们惊呼出声，本能地闭上了眼睛并且用手去挡住

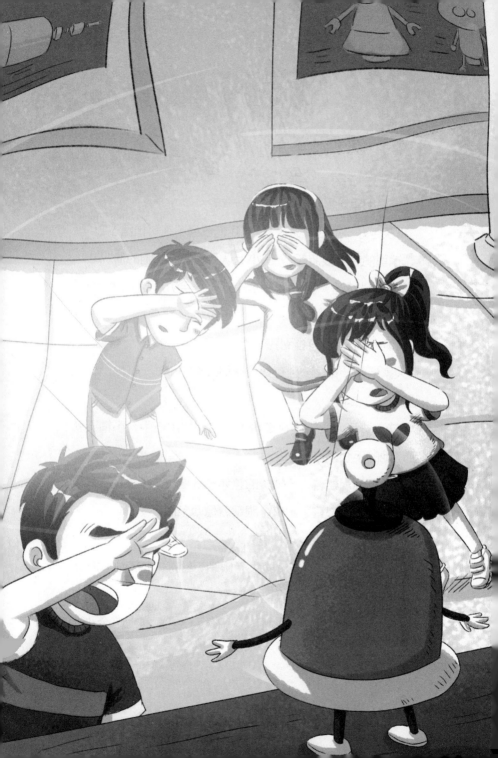

自己的脸。

亮光不见了，他们睁开了眼睛。

周围一片安静，这里已经不是科技馆。

"这是哪里呀？"毛毛先问了一句。

小茯苓好奇地四处张望着："我们已经不在科技馆了？"

"这里的空气很清新。"田小七认真观察着周围的情况。

"不在科技馆？我们到哪里来了？一会儿怎么回家呢？"林夏夏已经快哭了。

"嗨！你们都没有看到我吗？"一个声音传来。

大家低头一看，一个有乒乓球那么大的小精灵在地上一蹦一跳的。

"哇，真可爱！"小茯苓蹲下之后，伸出右手，小精灵就跳到了她的手心里。

大家仔细观察着，小精灵的整体形状像一个小铃铛，两条小腿在喇叭形底部露了出来，眼睛就像两条缝。

"他的眼睛真小啊。"林夏夏说。

"是吗？"小精灵忽然睁大了眼睛，标准的圆形出现在了他不大的脸上，吓了大家一跳。

"还是个调皮的小家伙呢。"小茯苓已经喜欢上这个小精灵了。

"好了，别说那么多了，你知道这是哪里吗？还有，你是谁？叫什么名字啊？"田小七及时制止了大家对小精灵的讨论。

"是啊，你快说说。"毛毛也跟着说了一句。

"这里是 S 星球。我是一名时空隧道守护者，我叫小铃铛。"小精灵一本正经地说道。

"S 星球？什么意思？"大家异口同声地问道。

"S 星球就是 S 星球，能有什么意思啊。"小精灵觉得大家有些莫名其妙。

"那地球呢？科技馆呢？"林夏夏焦急地问。

"哦……"小精灵突然做恍然大悟状，"我差点忘了告诉你们，现在是公元 2518 年。"

"公元 2518？"大家的嘴巴这时张的绝对都比小铃铛还大，特别是毛毛的，能吞下 3 个小铃铛还不止。

"500 年以后？"田小七首先回过神来。

"哇，太酷了。"小茯苓激动地原地起跳。

"慢点跳，慢点跳，都把我跳晕了。"小铃铛口气中颇多无奈。

那个叫什么来着？噢，时空门，原来真的有时空门啊！我们这是通过时空门穿越了？小茯苓把小铃铛举起来端详着。

"可是，可是……我们还能回家吗？"林夏夏弱弱地问道。

"着什么急呀，能来到 500 年以后多不容易呀，怎么着咱们也得在这边转转看看再回去。"小茯苓拍了一下林夏夏的肩膀。

咕噜咕噜，不知谁的肚子响了起来。

"好了，别说那么多了，你们不饿吗？先吃点东西才有劲儿想家呀。"毛毛嚷嚷了起来。

小铃铛赶紧说："走，我带你们去吃点东西，保证你们……"话音未落，小铃铛身上一处闪烁了起来，紧接着传来声音："小铃铛，你又到处乱跑，你的地盘上来了一位长头发、扎辫子的帅哥，目测为 2800 多年以前的人类。"

听到这个声音，小铃铛有一丝的紧张。

"赶紧走，去看看。"大家齐声说。

电梯还是隧道

大家在小铃铛的指引下，走到一处建筑物前，这是一幢普通的大楼。走进大厅，空空如也。

"这里什么也没有呀……"毛毛还要再说些什么，只见小铃铛小手在面前一挥，一个"电梯"门在大家眼前打开了。

"哇，这……简直是太魔幻了，直逼美国科幻大片啊！"一向理智冷静地田小七此时也无法淡定了，其他人更是已经惊呆得眼珠子都快掉出来了。

"大家快上来，一会儿还有更魔幻的呢！"小铃铛语气有些拽。

众人一起进了"电梯"。

"林夏夏，林夏夏，你快掐我一下，我是不是在做梦啊？"回过神儿来的小茯苓摇着林夏夏的胳膊嚷嚷着。

"梦？那什么时候醒啊？我想回家。"很显然，林夏夏和小茯苓不在一个频道上。

小茯苓无奈地叹了一口气，刚想开口劝林夏夏。

"到了。"小铃铛的声音传来。

"电梯"门也同时打开了。大家一起走了出来，让大家惊讶的是，出门看到的不是大厅，也不是房间，而是一片空旷的田野。碧绿的青草，五颜六色的鲜花点缀其间，不远处一片树林，郁郁葱葱，时不时还能传来小鸟的叫声。

"真是鸟语花香啊！"林夏夏深吸了一口气，两手托腮，陶醉地闭上了眼睛。因为周围的美景，此时她已经顾不上想家了。

"呀，小兔子！"只见一只小白兔从大家面前跑过，小茯苓大喊一声就要去追。

"别追了，我们这儿有的是。"小铃铛及时制止了小茯苓。

"人与自然和谐相处，我们追求的境界终于在 500 年之后实现了。"田小七少年老成地发着感慨。

"好了，都别发表个人感言了，又不是颁奖典礼。"毛毛大声说了一句，"小铃铛，你快告诉我们，刚才我们不是进的电梯吗？怎么现在从大楼里出来了？"

"问我你们算是问对了。"小铃铛相当得意地说，"刚才那根本就不是电梯，那是一个空间隧道的出入口。"

"空间隧道？那是什么？"小茯苓着急地问道。

"简单地说，空间隧道就是从一个地方到另一个地方的通道。"小铃铛难得一本正经地给大家解释，"也就是说，现在在一个星球上由一个地方去往另外一个地方，不用像500年前那样，乘坐飞机、火车或汽车，而是可也通过空间隧道来实现。"

"瞬间转移大法？"小茯苓冒出了一句。

"你魔幻小说看多了吧。"田小七看了小茯苓一眼，然后接着问小铃铛："那么，现在没有自行车、汽车、火车和飞机这些交通工具了？"

"有。"小铃铛说，"只是现在的自行车、摩托车什么的用于个人健身与娱乐，汽车、火车、飞机这些交通工具主要用来运输大型货物，飞船主要用于某些星球之间的交通往来。"

"星球之间？"众人又是异口同声地问道。

"是的，目前一些较远的星球之间还不能实现空间隧道。"小铃铛的语气中透着一丝遗憾，"也许，真的实现还需要再过500年。"

"那我们可以去别的星球了？"显然，对于去其他星球的问题，大家的关注点不是"怎么去"，而是"能否去"。

"当然，这有什么难的，我们现在就是在地球之外的S星球啊，你们忘了？"

"地球之外？啊，我想回家啊。"林夏夏近乎哀嚎。

"又来了，林夏夏你能不能不总是想

着回家啊？现在多好玩儿。"毛毛

有些嫌弃地说道。

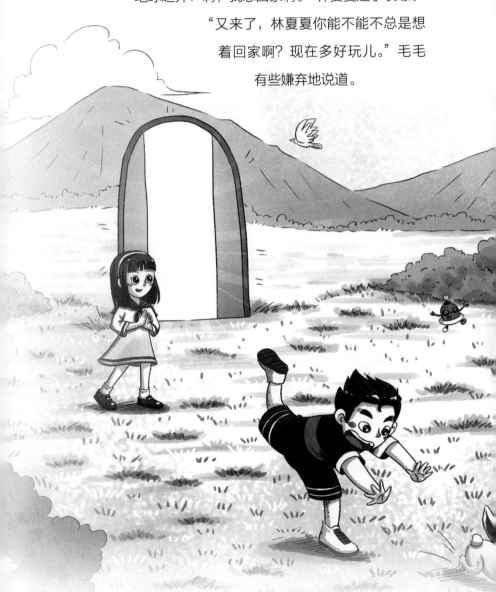

　　"可是，可是我们已经都不在地球上了，我们要怎么才能回去啊？"林夏夏带着哭腔说。

　　"哎呀，不是有时空隧道吗，放心吧，带你们回去

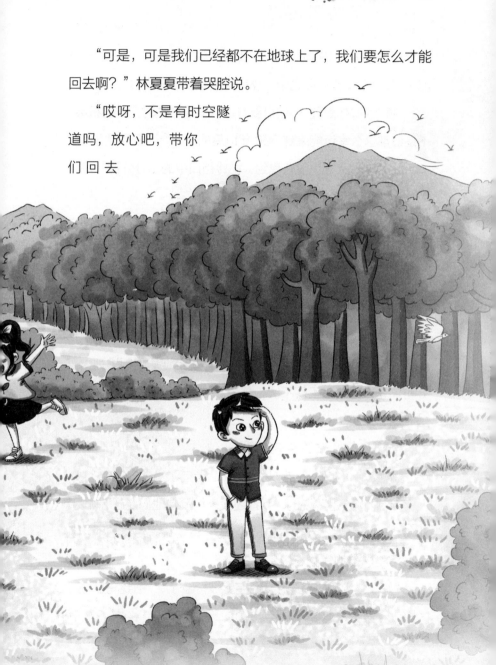

是分分钟的事，现在你们就时刻睁大眼睛看看这个世界的不同吧。"在毛毛又要开口之前，小铃铛赶紧安慰林夏夏。

"就是啊，林夏夏，咱们可要好好珍惜这穿越时空门的机会，不是谁都这么幸运能来到 500 年以后的呀！"小茯苓也说道。

此时，大家谁也没有想到，小铃铛口中的"分分钟"可以完成的回家之路会遇到怎样的波折。

"小铃铛，你越来越调皮了啊。"一个声音传来，小铃铛立马紧张地原地转了几个圈儿。

然后，只见小铃铛画风突转，"老师好！"他非常乖巧地喊了一声，只见迎面走来了一位高个子的中年男子，一丝不乱的头发，白皙的面庞上五官分明，高挺的鼻梁上架着一副黑框眼镜，镜片后面一双充满智慧的眼睛，甚至连眉毛都排列得整齐有序，走起路来不疾不缓，整个人给人的感觉就是严谨和一丝不苟。

"博士？"小茯苓冷不丁冒出一句。

"哦？"中年男子挑了挑眉，然后看向了小铃铛。

"老师，不是我说的，我都还没来得及向他们提起您呢！"小铃铛的语气突然变得无比的谄媚，"肯定是您自带的博学睿智、沉稳内敛的气场……"

"好了。"小铃铛的话没说完就被打断了，"拍我马屁也没有用，你这次擅自跑出去玩，导致你所守护的时空隧道出现了问题，后果非常严重，惩罚不可避免，现在最要紧的是跟我来看看你时空隧道里来的这个人吧。"

"可是，我不是找了雨点儿替我守着了吗？"

"雨点儿？她你也信？就她平时不用功的态度，再说，现在她也不知去哪里了。"说完这话，中年男子转身走了。

小铃铛亦步亦趋地跟了上去。

"什么情况啊？小铃铛，这人是谁呀？"小茯苓小声问着。

"你刚才不是都喊出来了吗？博士，林博士，我们的老师，也是研究院最博学的人，掌握着现在最高端的核心技术，对我们要求严格着呢！"

"啊？我只是看着像是小说里描述的博士的样子，还真的是啊。原来小说里不是骗人的，妈妈还总不让我看。"小茯苓小声嘀咕着。

"这个博士虽然看上去严肃了点儿，但是好帅啊。"林夏夏也加入了讨论。

"嘘，小点声，别让老师听见了，他最不喜欢别人在后面议论他了。"小铃铛着急地提醒着小茯苓和林夏夏。

"你们平时议论得还少吗？"一个声音传来。

"啊？哈哈，哈哈……"小铃铛尴尬地干笑了两声，没话找话说："今天天气不错啊。"

没人再接话了，大家跟着林博士一起走。

"看看吧。"林博士对小铃铛说。呈现在大家眼前的是一个身穿古装打扮的人，只见他身穿青色外衣，头发乌黑，在头顶梳成一个整齐的发髻，面容清秀，虽然身处不明之地，但不见一丝慌乱，整个人透着一份淡定儒雅的古风。

"小铃铛，我们到底是来到了 500 年后，还是 2000 年前啊？"眼前所见再一次震撼了小茯苓。

"小铃铛，赶紧查看一下。"林博士说。

"在下姓秦，名越人。敢问各位是？"没等小铃铛查看，那位古人先开口了。

"秦越人？我知道是谁,可是……"田小七忽然停顿了下来。

穿越时空的扁鹊

"别可是了，赶紧说吧。"毛毛着急了。

"我姑姑家的邻居陈阿姨是一名中医大夫，去年暑假我去姑姑家小住时在陈阿姨家见过一个古代名医的画像，当时陈阿姨跟我说那是扁鹊，姓秦名越人。只不过，那个画像是一位老爷爷呀。"田小七接着说。

"这可是位帅叔叔呀。"小莜苓眨巴着大眼睛说。

"今天真是不错呀，一会儿的工夫见到两位大帅哥，画风还如此不同。"林夏夏笑呵呵地说。

"哎呀，谁还没年轻过呀……"小铃铛说。

"我出门给人看病，路上累了在一棵树下小憩，不知怎的就到了这里，看各位衣着谈吐与我不同，请问这是哪里？"古人打断了大家的话。

"这个嘛，说来话长……"小铃铛准备开始解释。

"小铃铛，长话短说。"一道威严的声音之后，小铃铛变得一本正经起来。

"简单说，现在是你生活的年代 2800 多年以后，我们属于这个时代"，说到这里小铃铛用手指了一下林博士和自己，"他们四个"，小铃铛又指了指小茯苓他们，"来自距今 500 年前，也就是你生活年代的 2300 多年以后。"

那位古人一时没有回过神来，张了张口，没有说出话来。大家也都很有默契地没有说话，等待他消化这巨大的信息量。突然，他回过神来，两手在胸前抱掌向前一推，同时弯下身去，作了一个大大的揖说道："原来是几位小仙人啊！"

这回轮到几个小家伙张张口说不出话了。

"我们都不是神仙，我们都是人类。"看到越说越乱的情况，林博士终于开口了，林博士指了一下小铃铛，接着说："他是精灵，也是生物的一种，你现在只是不小心通过时空隧道来到了 2800 年以后。"

那位古人还是一头雾水的样子，林博士只好接着说："我们都不是坏人，你放心，我们会想办法送你回去，当然，在你回去之前，我们也很欢迎你参观一下我们现在的世界，了解一下现代的科技与文明。"

"隧道，科技，文明……"古人嘴里念叨着，似乎已经慢慢接受了自己来到 2800 年后的事实。"可是，我身上明明很干净啊，一点儿泥土都没有，你们是把我从哪个隧道拖过来的？"

"这……老师，还是您继续解释吧。"小铃铛无奈地原地转了一个圈儿。

"以您目前所知道的知识，我们一时很难给您解释清楚什么是时空隧道，这样，您就只当是去了离您家乡稍远一点的地方行医，我们会想办法把您安全地送回去的。"

"那就有劳各位了。"古人明显松了一口气。然后突然想到什么似的问了一句："刚才说我的画像很老？"

"呃……是的。"田小七知道是自己刚才说的话引起了古人的疑问，"我在陈阿姨家看到的扁鹊画像确实是位老爷爷，但是……"田小七摊了一下手，"我画画很一般的，可能无法还原我看到的画像。"停顿了有两秒钟，田小七接着说："不过，如果您想看的话，我们可以去这里的图书馆或者博物馆看看啊，应该可以找到的。"

"唉！"小铃铛发出一声傲娇又无奈的叹息，"我呀，怎么没想到我？我这里存储着所有的图书信息，可以从我这里查询啊。"

"你这里能查询？"小茯苓把小铃铛托在手里，眯了眯眼睛，"那你不早说？我们怎么会知道你这里能查询？"

小铃铛一下子就怂了下来，"好吧好吧，是我没说，你着什么急啊。"

林博士脸上有淡淡的笑意一闪而过，眼睛里一瞬间有一种神采出现，似乎是有了什么主意，但是很快又恢复如常。也许是大家都在忙着想古人的事，也许是这种笑意和神采出现的时间太短，并没有人察觉到。

只见小铃铛面前出现了一个虚拟的显示屏和一个虚拟的键盘，小铃铛快速输入，显示屏上很快出现了一位老者的画像。

"就是这个！"田小七马上说道。

"这是我？"古人问道，大家都盯着他看，仔细看起来，五官确实很像。

"这是历史记载的扁鹊，不过是不是您我不清楚。"小铃铛非常认真地回答，同时抬头看了一下林博士。

林博士满意地点了点头，"小铃铛越来越严谨了，值得表扬。"说着，林博士面前也出现了一个虚拟的显示屏，同时将一个虚拟探头放到了古人的手腕上，一组数据很快出现在显示屏上。然后，只见林博士在虚拟键盘上十指翻飞，很快，屏幕

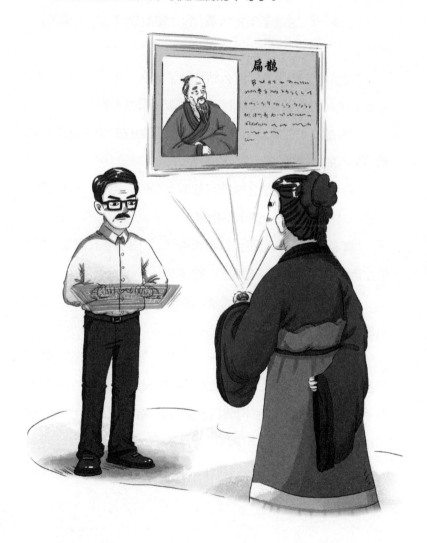

上显示出了一份人物档案。不是扁鹊又是谁呢，至此，大家都已经确信眼前的这位帅哥便是扁鹊本尊了。

扁鹊

　　而看一下此时的扁鹊呢，一脸震惊，"我居然有这么大的名气吗？"

　　"是啊！"这是毛毛的大嗓门，"您就别谦虚了，扁鹊老爷爷。"

　　"只是，这些后生们怎么给我留了这么老的一幅画像？回去我得找人画一张现在的留着。"扁鹊小声地自言自语。

　　大家都没太在意扁鹊的自言自语，因为这时大家的注意点都在毛毛的"老爷爷"这个称谓上。

　　"老爷爷？对着这么帅的叔叔叫老爷爷？毛毛，亏你想得出来。"林夏夏第一个表示不同意。

　　"真要算起来，可不止是老爷爷了。"田小七开口道，"我们生活的 2300 年前，那应该叫老老老……老爷爷了。"

　　"田小七，还是你脑子清楚，难怪学习成绩那么好。"毛毛一看有人支持自己，说话声音更大了。

　　"不过……"只听田小七一个转折，"对于一个这么年轻，而且之后又这么有为，颜值还这么高的一位帅哥，我们喊他老爷爷，让真正的老爷爷们情何以堪啊。"难得田小七也有这种冷幽默的时候。

　　"这么说也有道理，为啥什么事到你这里就怎么说都觉得对呢？"毛毛底气明显不足了。

"那我们叫什么呢？扁鹊叔叔？秦叔叔？"小茯苓也犯愁了。

"早我们2000多年，而且'达者为先'，干脆喊'先生'吧。"林博士开口了。

"这个好，就喊'先生'！"大家几乎异口同声地说。

"老师，您真是太博学了。"小铃铛又讨好地补上一句。

"小铃铛，惩罚不会因为你一句恭维的话而有所改变。"林博士严肃地说。

小铃铛"呵呵"一笑，这马屁又没拍好。

大家刚要讨论惩罚小铃铛的问题，只见，林博士于腕上的"手表"闪烁起来，林博士按了一下，"林博士，去中心医院的时间安排好了，明天早上九点。"

"好的，我知道了。"林博士说，然后，他看着大家，"我有一个项目和中心医院合作，你们有兴趣的话可以和我一起去，了解一下现在的科技与几百几千年前有什么不同。先生也可以去看一下现在给人看病的方法，您也可以给我们演示一下古老的疾病诊治方法。"林博士对扁鹊说话也是恭恭敬敬的。

"不是什么人都可以让我诊病的，我诊病有几个条件，得符合条件才行。"扁鹊不慌不忙地说道。

"哇，居然还有比老师更拽的人。"小铃铛只敢在心里默默地说，小眼神儿瞄向林博士。

"自然，我们一定不会强人所难。"林博士淡定应对，却不曾想第二天出现了意想不到的局面。

机器人惹的祸

大家商定好了第二天一起去医院的事之后，林博士就和大家告别了。

"好了，我请大家吃饭。"林博士一走，小铃铛说话的语气接着就不一样了，明显欢快了很多。

小铃铛领着大家来到了市中心，大家观察着这个城市的样子，和我们现在的城市区别不大，但是街道上的车并不多，也有三三两两的行人在走，今天的天气也特别好，天高云淡，空气也很清新，有汽车开过也闻不到尾气的味道。

"我们要不要去给先生买一套现代的衣服换上？"林夏夏说。

"不用，现在的社会什么都是多元的，包容性很强，充分发挥每个人的特点。"小铃铛说，"你看，咱们这一路走来，也

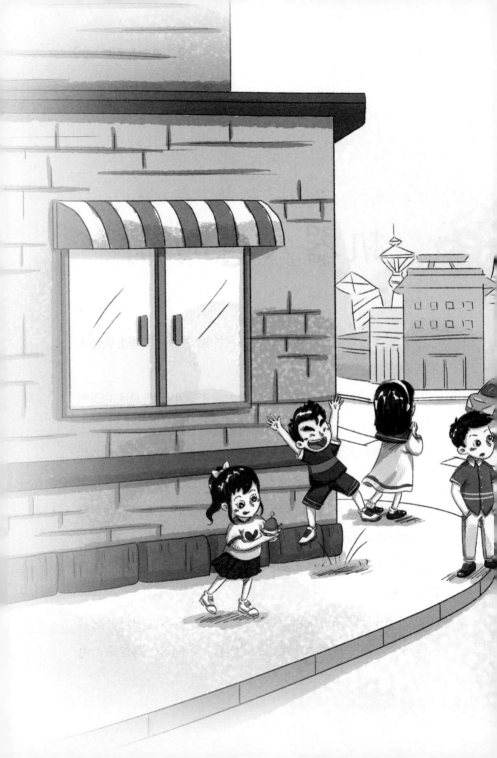

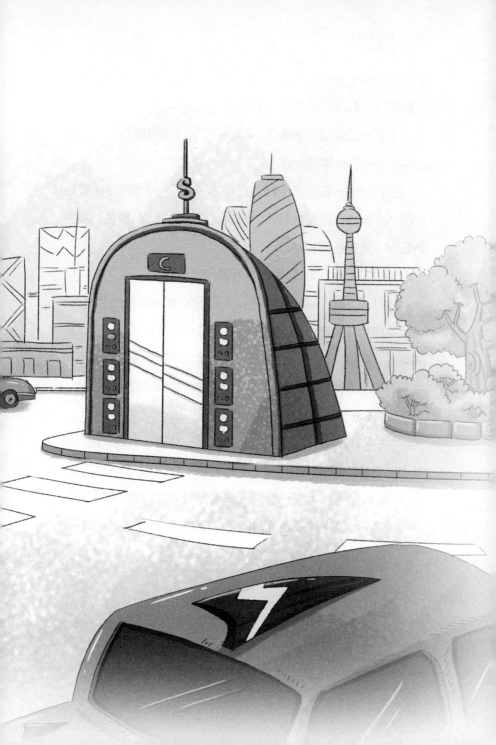

没看到路人有什么异样的眼光吧。"

　　大家一路聊着就来到了一家店门口，"请进吧！"小铃铛以主人公的身份邀请大家。

　　进到店里一看，已经有一些人在吃饭了，经过刚才小铃铛一说，大家才仔细观察起来，的确是，这里的人从肤色、发型到服饰，真是各不相同。

　　"服务员，点单！"毛毛扯着嗓门喊道。

　　"唉！"小铃铛叹气再叹气，只见他在桌面某处点了一下，虚拟菜单就在大家面前呈现了。只是这点菜方式嘛，没有现成的菜名，而是点食材，点做法，点摆盘或造型。如果点的不符合营养搭配原则或者是热量等超标，系统会自动提示并拒绝。

　　"太先进了！"林夏夏忍不住赞叹。

　　"先别急着高兴，看看这烹饪方式吧。"田小七说，语气听着有些没精打采的。

　　经他一提醒，大家一看，不是吧，烹饪方式只有"蒸和煮"。

　　"啊？我想吃辣子鸡、啤酒鸭、糖醋鱼、油焖大虾、红烧肉……"小茯苓哭丧着脸说。

　　"那些是什么？"小铃铛不解地问。

　　大家听得都咽了咽口水，扁鹊更是神向往之，"原来这些鸡鸭鱼肉还可以这样吃啊。"

"哎呀，这些是我们那里的饭菜呀。"毛毛说。

"我们一直就是这样吃饭的呀。"小铃铛说。

"算了，入乡随俗吧。"田小七说。

于是，大家不情不愿地点完了菜。虽然差强人意，但由于大家都饿了，吃得还算香甜。吃饭的过程中，小铃铛接到了林博士的电话，说是在研究院的公寓里给大家安排了住处。

吃完饭，大家就回研究院了。

很快，到了第二天，大家一起去中心医院。

到了医院一看，大家又是一番感叹。

"这不太像是医院啊，更像酒店。"林夏夏说，"这里没有挂号处、交费处，也没有人排队，更没有医院的药水味儿。"

这里确实安静得不像医院，只能看见一些机器人安静而有序地忙碌着。

看到机器人的时候，没有人注意到扁鹊一个细微的动作，那就是他的眉头皱了一下。

"林博士早。"一个四十岁左右的人走了过来。

"这是中心医院的水院长。"林博士给大家介绍。

"水？那他一定不渴喽。"毛毛小声嘀咕了一句，当然毛毛的小声也没多小，几乎在场的人都听见了。

林夏夏踢了毛毛一脚，小铃铛抬头看天，小茯苓低头看地，田小七和林博士面无表情。

"没关系，没关系，很多第一次见到我的人都这么说。"水院长笑呵呵地说。

大家打过招呼后，水院长就带着大家来到了会议室。一个大大的屏幕已经打开，上面正在播放一个"植物园"的场景。

"这是目前 R 星球药园的实景。"水院长开始介绍了。

原来，林博士与中心医院合作的项目中有一个就是 R 星球的药园。

"这是我们的中药啊。"田小七说道。

"是的。"林博士说，"但我们这个药园的特点是综合了历史上各个时期关于每一味药物的信息，通过运算获得疗效最佳的时间与产地，然后完全模拟其自然环境，进行个性化培育。"

"这么说，现在也是有中医的？ 中西医真的结合了？ "田小七问道。

"田小七，你知道得可真多。"小茯苓说。

"去年暑假我在陈阿姨家学到一点点。"田小七说。

"现在已经不叫中医和西医了，都在大医学中，我不知道你所谓的结合是什么，没法回答你，不过你可以通过在这里的时间自己观察。"林博士说话依然是带着科学家特有的严谨。

"对了，水院长，给你介绍一位贵宾。"林博士说。

"哦？"水院长兴趣十足。

林博士来到扁鹊面前，"这位是扁鹊先生，因为小铃铛一时贪玩，误从时空隧道穿越而来。"

小铃铛不知是害怕，还是心中有愧，一下子躲到了小茯苓的衣服口袋里，小茯苓无奈地抽了抽嘴角。

而水院长则是异常惊喜，"久仰先生大名，今日得见，真是三生有幸啊，令师长桑君可好？众位弟子可好……"

水院长还想继续说，他这画风转变得有些突然，大家都听愣了，林博士瞧着也是有些无语，"水院长，你正常说话就好，据我们前去古代采集信息的人回来说，古人日常说话也不是我们见到的文献记载那样的书面语。"

"好的，好的，先生，这些是您的弟子吗？"

呃……众人一头黑线，看来水院长已经激动得没有判断力了。

"他们是被小铃铛从 500 年前带过来的。"林博士忙解释道。

"先生，我带您参观一下我们医院。"水院长热情相邀。

"多谢水院长。"扁鹊对现代的医院也充满了好奇。

"先到我们的办公室看一下吧，那也是我们医院的中控中心。"水院长带领大家来到了办公室，这里外面是一间间的办公室，穿过走廊是一个类似机房的地方。

　　"我们现在很多的工作由机器人或者操作手来完成，每一位医生可以在自己随身佩带的终端来控制，这里是后台处理器。"

　　水院长又带大家来到一面满是屏幕的墙前，"这边是监控系统。"他扫视了一下所有的监控屏，"5号监控器看一下"，话音刚落，只见一个屏幕逐渐放大，画面上一个机器人正在给一位病人全身扫描检查。

　　"现在的巫师都长这样了？如果你们是用这些巫师给人看病，那不用带我参观了，我也不会给这里的人看病的。"扁鹊突然说，语气非常强硬，而且事发突然，谁也没想到，会有这样的情况发生。

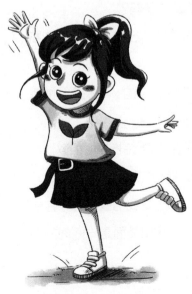

　　"这个……"水院长很是尴尬，小茯苓他们四个也直接懵圈儿了，就连田小七也是一脸茫然，表示此题无解，小铃铛原地起跳了两下，林博士还是那张面无表情的脸，但显然大脑是在快速思考的。

　　"巫术！信巫不信医，我是不治的。"见大家不说话，扁鹊又补充道，这一句终于点醒了在场的人。

"哦，这样啊！"水院长恍然大悟，"先生误会了，那不是巫师，是机器人，这也不是巫术，是我们这个时代的科学技术。"

"是的，先生，这是高科技，不是巫术，和跳大神儿可不一样。"小茯苓赶紧说。

"这是高科技？那跳大神儿又是什么？"扁鹊感觉越来越乱了。

田小七无语地看了小茯苓一眼，"科技就是让人类更加进步的一些方法，高是一个相对的说法，比方说先生那个时代计时用的是日晷（guǐ），我们那时用的是时钟，时钟对日晷可以说是高科技，但时钟在现在我们处的这个时代就不是高科技了。"

"原来是这样，那是我误会了。"扁鹊有些尴尬地说道。

大家正准备继续参观医院，突然一个工作人员走到水院长面前说了一句，水院长顿时面色大变。

失效的药物

　　水院长对林博士说："有病人用了最新批次的药园药物，没有效果，耽误了治疗，正在进行抢救。不应该啊，之前的药物疗效是一直非常好的啊。"

　　"药物的运输和储藏过程有没有问题？"林博士问。

　　"没有，这个都是我们自己的机器人在做，而且我们对他们的芯片一直都是有监控的。"水院长非常肯定地回答。

　　"现在就去药园采集新的药物，马上送到实验室。"林博士对身旁的助手说。

　　"顺便采集药园的自然环境标本。"助手刚要走，林博士又补充道。

　　大家随着林博士一起去了实验室，标本很快被送来了，林博士和几个助手忙碌了起来。

"看来，这又是高科技了。"扁鹊自言自语道。忽然，他像想起了什么似的，"小铃铛，这个时代一定有很多医书吧？能借给我读一下吗？"

"当然有了，现在您就可以在我这里看电子的，不过，我怕您看不习惯，晚上我给您送一些纸本的到您房间里吧。"面对扁鹊期盼的目光，小铃铛毫不犹豫地说。

"还有，再过两天，林博士给大家订制的随身佩戴装备就好了，到时大家就可以随时查阅一些信息，并且相互之间联系也方便了。"小铃铛这次是对着大家说的。

"太好了！"大家都面露喜色，这时谁都想不到，林博士给大家的这身装备在以后的时间里会给大家带来多大的帮助。

大约两个小时后，林博士他们那里终于有了结果。

"这一批次的药物失效了，原因就是自然环境标本被人破坏了。"林博士有些疲惫地摘下了口罩。

"啊？是谁干的？"小铃铛先跳了起来。

"还不知道，正在调监控。"林博士说。

很快，监控中心传来了消息，一个声音焦急地说："林博士，我们的监控被干扰了。"

"我们的防护系统居然没有察觉吗？"林博士有些生气地质问。

"这个……没有。"那边的声音支吾起来。

结束通话后，林博士说："看来，有两种可能，一种是比我们水平高的竞争对手，另一种就是……"说到这里林博士顿了顿，"我们这里有对手的卧底。"

"卧底？"这个词极强地刺激了大家，大家互相看着，每个人都想证明自己不是卧底但又找不到什么有力的证据，空气中都是紧张的气氛。

"如果是第一种可能，"林博士继续说，"目前，有可能比我们水平高的就只有 W 星球了。"

"W 星球上也有人类吗？"小茯苓好奇地问。

"W 星球上的生命不是人类，是海族，100 年前，人类探测到 W 星球上有生命存在，当时的海族比我们落后，人类无私地帮助他们，海族与人类也建立了深厚的友谊，短短几十年的时间，两个星球之间进行了非常多的合作，甚至很多资源都是共享的。海族的科技水平也已经与我们相当，然而在十几年前，海族发生内乱，W 星球被一群贪婪的邪恶势力统治，他们不断侵犯其他星球。"

"就不能灭了他们吗？"毛毛气愤地说。

"投鼠忌器啊，大部分海族人还是善良的，再说毁灭一个星球容易，但是一种生物的灭亡就有可能破坏太空生态平衡了。"

"海族人可以入侵我们的防御系统是和多年的合作有关吧？很多通关指令曾经共享？"田小七说。

"没错，所以我首先怀疑的是海族人。"林博士赞赏地看着田小七说。

"即便是海族人，也不能排除卧底，W 星球有可能采取双保险行动。"田小七又说。

"我继续查看一下我们的防御系统，既然有人入侵了，就不会一点痕迹也留不下。现在，大家都先回去吧。"林博士说完又进了实验室。

大家都回了研究院的公寓。很快，小铃铛给扁鹊先生送

来了很多医学的书籍。扁鹊高兴极了，立即翻阅起来，此时大
家也发现了，扁鹊看书速度快得惊人。

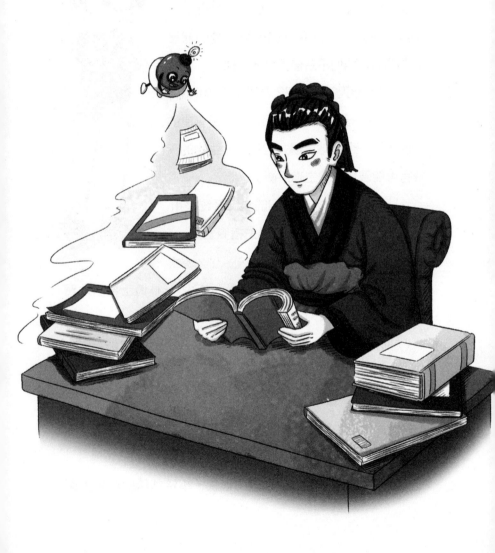

"我总以为古人一目十行、过目不忘是夸张的说法，原来真的是这样啊。"小茯苓无比崇拜地说。

由于扁鹊具备最原汁原味的中医理论基础，再加上天赋异禀，短短几天的阅读之后，扁鹊已经对于整个中医学发展的脉络有了清晰的认识，也有了自己独到的理解。他还让小铃铛找人帮他订制了一套毫针，对于这一套新工具，扁鹊是爱不释手，随身携带。

对此，小铃铛表示不理解，"现在我们已经采用特定光波刺激穴位了，谁还用这个。"

"这比我那砭石可好用多了。"扁鹊并不理会小铃铛。

扁鹊读书，几个小朋友四处闲逛，感受这个世界的惊奇。大家就这样悠闲地过了几天。

神奇的装备

　　小铃铛接到消息，林博士给大家订制的佩戴装备到了。其实所谓的装备看起来非常的轻便，只有绿豆粒儿大小。

　　"这要怎么用？吃了吗？"毛毛问。

　　只见小铃铛来到小茯苓面前，将那个"绿豆粒"外的一层薄膜打开，放到了小茯苓的手腕上，很快，这个"小绿豆"就被皮肤"吸收"了。

　　在大家惊讶的目光中，小铃铛又对每个人重复了相同的动作。

　　"这个怎么用啊？"林夏夏用手摸了摸刚才放"绿豆"的地方。

　　"这是我们这里特有的穿戴装备，叫'皮皮'。"小铃铛开始给大家解释，"每个人在满三周岁时都会有属于自己的'皮皮'……"

"为什么叫皮皮啊？"小茯苓打断了小铃铛的话。

"就是 partner，因为这个基本上是终身使用的，而且是必不可少的，只是大家叫着麻烦，喊着喊着就成了'皮皮'了。"

"这个佩戴上三至十分钟之后自动开机。开机后在你们的手腕上会出现一个手表的形状，这只是一个影像，大家摸不到实物的。它具备通讯、存储、学习与工作辅助等多种功能，它会根据大家的知识储备智能识别开启资源，比如扁鹊先生这个就具备一些常规的辅助检查功能。"

"那要怎么用呢？"大家继续问。

"一会儿我教给大家每个人设定自己的声控和手势密码。"

于是，小铃铛又逐个帮大家设定好了密码，当然田小七除外，他已经自己设定好了。

"可以了，我这

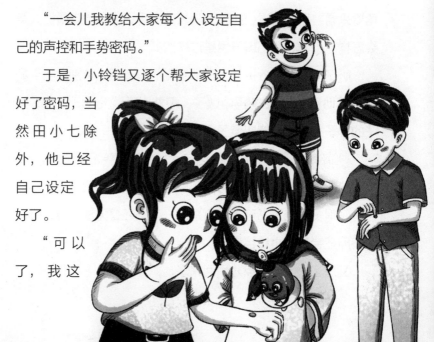

个可以帮助检查了，我可以看到人的内脏了。前两天我看后人对我的记载说我能隔墙视物，我还奇怪何时我有这个本事呢，原来是靠的我们皮皮啊。"扁鹊恍然大悟。

"我猜，咱们四个属田小七的皮皮开放的资源最多。"小茯苓说。

"可是，为什么不一开始就全部开放呢？那样多省事。"毛毛说。

"为的就是不让你这么省事，终身学习、保持学习能力是每一个生物种类要维持的最重要的基本技能。皮皮只是辅助功能，完全依赖皮皮在技术上是完全可行的，但是从生物进化的角度来看，用进废退，如果大脑长期不用，你们想想最终人类会怎样？当然，我们精灵也是这样的。"

听了小铃铛的分析，大家都感觉很有道理。特别是毛毛颇有感慨地说："我不能再偷懒了，不然以后我儿子、孙子、孙子的孙子……就只能叫傻子了。"

"哈哈哈！"听到毛毛的这句话，大家都笑了起来。

这一天，大家就在学习使用自己的新装备中度过了。扁鹊也有了很多的电子书可看，只是他一下子还是无法适应，所以时不时还会去找小铃铛借书。

又过了一天，雨点儿也回来了。

"雨点儿，你真不够意思，我让你帮我守着时空隧道，你却跑去玩儿了，说吧，这些天又跑哪儿疯去了？我可是把咱俩平时逃课能去的地方都找遍了。"

"哎呀，我只是帮你守着的时候睡着了。对了，老师怎么罚的你？我将功折罪，每天该你守候的那个时间我替你。"

"老师最近忙得没空罚我。你将功折罪？还是算了吧，我怕我会罪上加罪啊。"

大家笑呵呵地看着他们两个斗嘴，没有人把这次 W 星球入侵的事情放在心上。一来是药物已经不是唯一的治疗手段，药物失效后，医院就立即启动了音乐疗法、光波刺激疗法等备用方案；再就是大家对林博士有充足的信心。

然而，在林博士接到中心医院的一个电话后，才发现事情并没有那么简单。

医院的怪事

　　电话是水院长打给林博士的，"林博士，医院启用音乐疗法和光波刺激疗法之后，一开始还是稳定的，但是用了几天后，音乐和光波表现出了很大的波动，我们检查了操作系统，没有问题。要不要打开我们的备用药库，其实备用药物还是很充足的。"

　　"不着急。"林博士说，"备用药库不到万不得已不要打开，那里不仅有我们的备用药物，还有我们所有的备用资源，特别是我们的基因数据。"

　　结束通话后，林博士陷入了沉思。他现在有了一个猜测，有人故意破坏这些来逼迫 S 星球打开备用资源库，他们的目标大概就是 S 星球人的基因数据。

　　医院的问题很快传到了小茯苓他们这里，正在大家一筹莫展之际，扁鹊来找小铃铛继续借书看，知道了大家发愁的原因，扁鹊笑着说："我可以去医院试试，就用我前两天刚刚得来的毫针。"

来到医院，还没开始看病，扁鹊先说道，"让我看病是有规矩的。"

大家都愣住了。

"您已经说过一个规矩了，信巫不信医，您不给治。这个在咱们第一次来医院时您就说了。"田小七说。

"嗯，孺子可教！"扁鹊点了点头，继续说，"我还有其他的规矩，你们慢慢就都知道了，现在可以开始看病了。"

第一个病人还没进屋，一个工作人员凑上来对扁鹊说："先生，这个病人因为药物失效的事和医院有些纠纷，脾气有些蛮横，您有个思想准备。"

"那我不给他看了，让他回去吧，骄恣不论于理，不治。"扁鹊马上说。

"酷！就应该带先生去咱们那里治一治那些医闹。"小茯苓觉得扁鹊这样处理真是太过瘾了。

"据我这几天的观察，先生似乎爱美食，这里的食物都吃得津津有味，更别说咱们那里的几大菜系了，这个任务交给你了啊。"田小七小声对着小茯苓出谋划策。

嗯，带着先生回去，这个主意不错，怎么有种跟着先生走江湖的感觉呢！想到这里，田小七一贯平静如水的脸上竟然也有了一种罕见的蔫坏蔫坏的笑。

第二个病人来了，扁鹊进行了简单的问诊，还没有说完，就被这个病人的电话打断了。

病人一看来电，对扁鹊说："抱歉，我接一个电话，这个电话非常重要，关系着几个亿的合同呢……"

不等他说完，扁鹊就做了一个请的动作，"你可以走了，轻身重财，我不治。"

大家又是一番唏嘘。

第三个，第四个……还好，后面的几个病人都没有犯了扁鹊的规矩，看病效果那是没得说，简单点的针刺之后立竿见影，有的则需要再次复诊。

又一个病人来了，"这个病人怎么这么瘦呀？"林夏夏小声说。

"我还想更瘦点儿呢，现在离我的偶像还有很大距离呢，我现在每天只吃一点白水煮菜，看来还要继续节食。"尽管林夏夏的声音很小，她的话还是被病人听到了。林夏夏有些尴尬。

不过病人也没在意，接着对扁鹊说："大夫，我就是最近总觉得头晕、乏力，您看您有什么办法吗？我听说针灸是能减肥的，您帮我试试？"

大家看见扁鹊的脸阴沉再阴沉，"您这个病我看不了，衣食不能适，我不治。减肥？我恐怕只能给你越减越肥。好好的一个小姑娘，不好好吃饭，减什么肥？你的头晕、乏力就是饿的。"

"大夫，我的这两个孩子好好吃饭，您给他们看看吧。"一个中年人说。

只见他带着两个十七八岁的少年，男孩上身白色 T 恤，下身一条破洞牛仔裤，女孩一件粉色 T 恤加牛仔热裤。两个孩子看起来都很阳光开朗的样子。

"好帅气的哥哥，好漂亮的姐姐啊。"林夏夏两眼冒着小星星。

扁鹊皱了一下眉头，"我已经说了，衣食不能适，我不治，这穿的什么衣服？"

"啊，是这样的，先生，这衣服没问题的，可能和您那个年代的习惯不同，是习惯不同。"小铃铛赶紧出声解释。

"哦。"扁鹊有些不好意思地说，"看来我还要再多读一些书，多了解一下社会习俗，才能更好地看病。来吧，两个娃娃，哪里不舒服？"

看病继续进行中，快到中午的时候，一个老奶奶走了过来，

"大夫，麻烦您去看看我们家老头子吧，他住院有些日子了，现在病情恶化，医院给下了病危通知了，但我们还想尽最大的努力，花多少钱都没关系，我们不怕花钱。"

扁鹊来到了病房，看了一下病人的情况，对家属说："阴阳离绝，精气将尽，不用再治了，徒增病人苦痛。"

说完话，扁鹊便离开了。"先生，您的医术真是太高明了，就是有时候条件是不是有点太苛刻？"小铃铛对着扁鹊说。

"苛刻吗？我只是有六不治。骄恣不论于理，一不治也；轻身重财，二不治也；衣食不能适，三不治也；阴阳并，藏气不定，四不治也；形羸不能服药，五不治也；信巫不信医，六不治也。"扁鹊说的时候一脸的坚定。

"不过，这第五不治嘛，我这几天通过学习了解了现在还有很多方法，在病人不能服药时也是可以治疗的，所以，这一条现在不适用。"扁鹊接着补充说道。

很快，大家都知道了医院里的这件怪事，一个很奇特的大夫，医术高超，看过一次之后，病人或治愈或减轻，但是这个大夫看病有规矩，不符合规矩，任你是谁都不给看。

忙碌了一整天，傍晚的时候，小铃铛接到了林博士的电话，说让大家马上去研究院，有重要事情要说。

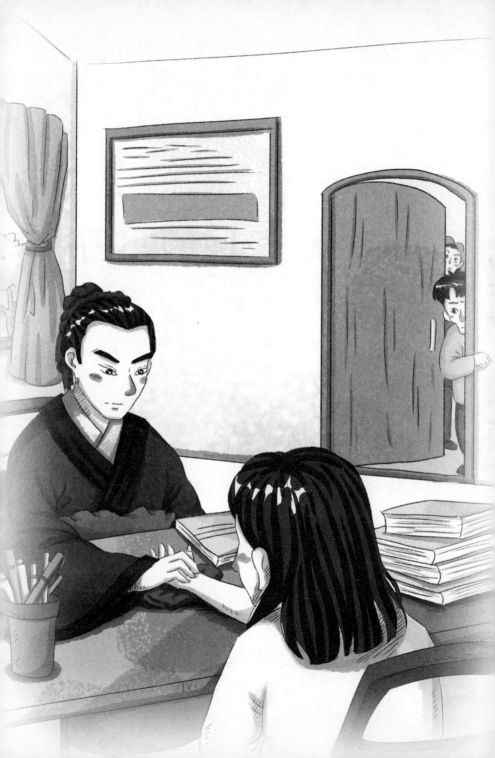

来自 W 星球的恐吓

　　大家匆忙赶到研究院，林博士已经在会议室等着大家，面色看起来有些沉重。

　　"先给大家看一样东西。"林博士说着打开了会议室的大屏幕，只见画面上出现的人黑布蒙面，一身黑衣，只能看见一双透着邪恶的眼睛。

　　"哈哈哈，林博士，最近我送给 S 星球的大礼你们收到了吗？医院里的情况还好吧？你们尽管启用你们的备用方案，聪明的话就把你们的基因库交出来，不然的话，我会一点一点地让你知道我的厉害，哈哈哈……"

　　邪魅的声音在空旷的会议室里回荡，听得人毛骨悚然。

　　"这是 W 星球发来的恐吓信，看来，我以前的猜测是对的，只是不知道……"说到这里林博士看了田小七一眼，"他们是

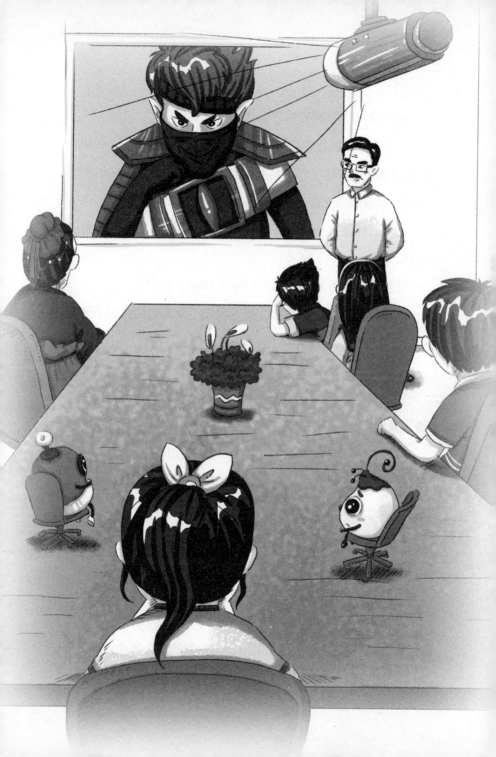

否是双管齐下，同时安排了卧底。"

"这个，从现在的情况还看不出来，这也正常，这个卧底应该是潜伏好多年了，不会那么容易暴露的，我建议林博士把调查的年限范围放宽一些。"田小七有条不紊地说着。

"大家都发表一下意见，看看有什么看法。"林博士看向大家。

"那个，老师，我想上洗手间。"雨点儿说。

"雨点儿，你这一提问就上洗手间的毛病怎么总也改不了。"小铃铛语气里透着嫌弃。

"嘿嘿……"雨点儿撒腿跑了。

"好了，别管她了，继续我们的讨论。"林博士若有所思地看了看雨点儿离开的背影。

"我先说吧。"林博士说，"真的是 W 星球的话，绝对不能放松，因为我们有过多年密切的合作，他们太了解我们的系统和内部的一些设置。"

"要我说就打，他们是从我们这里学的，肯定比不过我们，忘恩负义，就该直接打服了他们。"毛毛气愤地说。

"我觉得还是谈判吧，打仗太吓人了。"林夏夏脸都吓白了。

"智取，我觉得应该打，但是智取为主，不能蛮打。"小茯苓两眼放着光芒，心底深处的好奇与探险的小火苗被点燃了。

"不管怎么打，都不要伤了海族的普通人，其实他们也过得很苦。"小铃铛还是了解一些情况的。

"嗯，都是些心存正义的好孩子。"林博士点了点头，然后看向田小七，"你的观点呢？"

"恐吓信都发到家里来了，这么赤裸裸的挑衅，肯定不能认怂，不过，我一直在想，当年他们向我们学习时，我们应该有所保留作为防范措施，我们核心的技术或者资源应该并没有与他们共享吧。的确，他们很了解我们，但我们更了解他们，不是吗？我相信他们很多基础设施和技术装备都是我们帮助建设的。"

林博士赞许地看着田小七，"非常好，说下去。"

"所以，我有一个想法，我们可以直接派掌握核心技术的人去 W 星球，直接摧毁他们的控制中心，一劳永逸，彻底解决隐患。"最后田小七的手五指并拢，用力向下一挥，很有气势的样子。

"说得好，咱们简直是不谋而合。"难得一贯冷静的林博士也有些激动起来，"等我准备一下，交接一下工作就出发。"

"啊？老师，您亲自去啊？会不会很危险？"小铃铛担心地问。

"是啊，我也觉得不妥，我想 S 星球诸多核心资源应该需要您亲自开启，万一此去有危险，损失不可估量。"田小七也附和。

"没关系，我有分寸。"林博士安慰大家，见大家还是很担心的样子，他话锋一转，问，"对了，雨点儿怎么去了那么长时间还没回来，小茯苓，你去看一下吧。"

这时，大家也发现雨点儿离开的时间确实有些长了。

而雨点儿呢……

雨点儿的噩梦

其实，雨点儿离开会议室后并没有去洗手间，而是迅速跑回了自己的房间，打开虚拟屏，有些焦急地说："你工作时间找我，很危险的，不怕我被发现吗？"

"放心，他们一时半会儿还怀疑不到你的头上。"屏幕上正是黑衣蒙面人。

"还有，你不是答应我，只要让药物失效，就让我见一下我的父母吗？为什么现在才联系我，他们在哪儿？"

"可以，你见一下吧。"画面一转，只见一个房间里，出现了两个精灵的背影，一动不动。

"你……"雨点儿气愤地指着屏幕，"你拿这个来骗谁？我怎么知道这是不是我的父母。"

"现在，你除了选择相信还能怎样？哈哈哈，你放心，只要你按照我说的做，你很快就会和你的父母团聚的。"话音刚落，屏幕关上了。

"喂，喂喂……"任雨点儿怎么喊，都没人理她了。就在雨点儿要绝望的时候，那个声音再次响起，"我发现医院今天没怎么使用音乐疗法和光波刺激疗法，想知道你父母更多的消息，去查一下医院的情况。"

雨点儿想哭，却忽然想起来自己是借口去洗手间的，又赶紧跑回了洗手间。雨点儿的情绪还没有恢复，思绪又回到了三年前。

三年前，她和父母一起去度假，不曾想途中被一群海族人劫持，父母全力助雨点儿逃脱了，他们自己却被海族人带走了。她逃到安全地带想要寻求帮助的时候，却接到了一个陌生的信息，那也是她第一次接触到蒙面人。看着屏幕上的黑衣蒙面人，她无比害怕，然而这却只是噩梦的开始。

"你叫雨点儿，是Ｓ星球上的精灵。"一个阴森恐怖的声音响起。

"你是谁？你怎么知道的？"雨点儿问。

"你不用管我是谁，你只要知道你的父母在我这里，我带他们去Ｗ星球了。你最好听我的话，不要拿你父母的性命来冒险。"超级冷血的声音在雨点儿耳边响起。

"我为什么要相信你？我怎么知道我的父母是否安全？"尽管很害怕，雨点儿还是接着问。

"不要耍小聪明，你们精灵不是可以感知亲人生命的存在吗？"本来就可怕的声音因为发怒又多了几分冷意。

"我要怎么联系你？"雨点儿大声喊。

没有人回答，显示屏关闭了，那个可怕的身影和声音也消失了，没有一点踪迹，就好像从来没有来过。

雨点儿自己回了 S 星球，对外宣称她的父母因为意外葬身太空。只有她自己知道，他们在一个不知名的地方。

三年过去了，雨点儿经常在噩梦中惊醒。没有人联系她，直到前些天，她又接到了蒙面人的消息。让她破坏药园的自然环境和医院的应急系统，说是只要完成一件，就让她见一眼她的父母。

因为林博士学生的身份，她出入自由，尽管学艺不精，但这些操作她还是可以完成的。只是在破坏医院应急系统时，雨点儿于心不忍，只是做了一个小干扰，并没有破坏。

"可是，爸爸妈妈……"雨点儿又要哭了。

"雨点儿，你还好吗？上个洗手间怎么那么久？"外面传来小茯苓的声音。

前往 W 星球

雨点儿赶紧平复了一下情绪,走了出来,故作紧张地问:"老师提问完了吗?"

"哎呀,我说你呀,为个提问跑到洗手间待这么久,至于吗?快回去吧,提问结束了。"小茯苓无奈地说。

"呵呵,好,咱们回去。"雨点儿讪讪地笑着说。

她们回去的时候,大家还在讨论着。

雨点儿一听要去 W 星球,立即急切地说:"去 W 星球吗?老师,我也想去。"

林博士若有所思地看着雨点儿,"平时不好好学习,带着你出去也是拖后腿,在家待着吧。"

"可是,老师,我……"雨点儿一时竟找不到合适的理由,学习不好确实是她的硬伤,她惭愧地低下了头。

雨点儿眼中一闪而过的忧伤并没有逃过林博士的眼睛，他沉思了一会儿说："雨点儿，你要是想去的话，就要一切行动听指挥，不管发生什么事情，都不可自己贸然行动。"

"嗯，我一定听指挥。"雨点儿点头如捣蒜。她总觉得林博士的话有哪里不对劲，似乎别有深意，但又让人琢磨不透。此时雨点儿一心想着去 W 星球救她的父母，已无暇顾及太多。

林博士最终决定由他带领扁鹊、小茯苓他们四个、小铃铛以及雨点儿，再带上几个助手一同前往 W 星球。

"大家都回去准备一下吧，明天一早我们再集合，商量出发的事。"林博士跟大家说。

大家都离开了，林博士一个人陷入了沉思。这几天的调查过程在眼前一一浮现。

当他经过几天几夜的研究，终于恢复了丢失的监控，看到破坏药园自然环境和医院系统的居然是雨点儿，这个虽然迷糊、贪玩，但是心地善良的小精灵，让他无论如何也不能和"卧底"联系到一起。

看着她在破坏药园环境时几次犹豫的小模样，看着她用蹩脚的技术小心地控制程序，只为扰乱而不是破坏医院系统的纠结的表情，让一向高冷的林博士也不禁动容。

想想刚才雨点儿回来时明显哭红的眼、极力掩饰的表情，以及听到去 W 星球后急迫的态度，再联想到几年前她独自一人回来后称她的父母"葬身太空"，林博士心里有了一个大胆的假设，也默默做了一个决定。

"水院长你好！"林博士马上和中心医院联系，"麻烦你们医院帮我准备两套最高级别的精灵急救装备，谢谢！"

第二天一大早，大家就聚在了一起，对于这一次的 W 星球之行，每个人都怀着不同的心思。

"老师，通往 W 星球的空间隧道肯定被蒙面人给严密监控起来了。您今天让我们过来，是想对策的吗？"小铃铛先说话了。

"嗯，小铃铛，这几天有长进啊。隧道问题很好解决，这次我们不通过隧道了，我让太空所准备了一架飞船。我们乘坐飞船过去。"

"飞船？老师，那么大的目标，我们不是摆明了告诉人家我们来了吗？"小铃铛非常不理解地问。

"我新研发成功一个专门干扰设备，他们不会发现我们的。还有你和雨点儿，你们两个拿着这个，到了 W 星球就打开，W 星球上没有精灵，你们一出现就会被发现的。"说着，林博士递给他们两个类似纽扣的东西。

"好了，我再强调一下这次出行的纪律，无论是谁，不得擅自行动，不管发生什么事情，一切行动听指挥。特别是你们

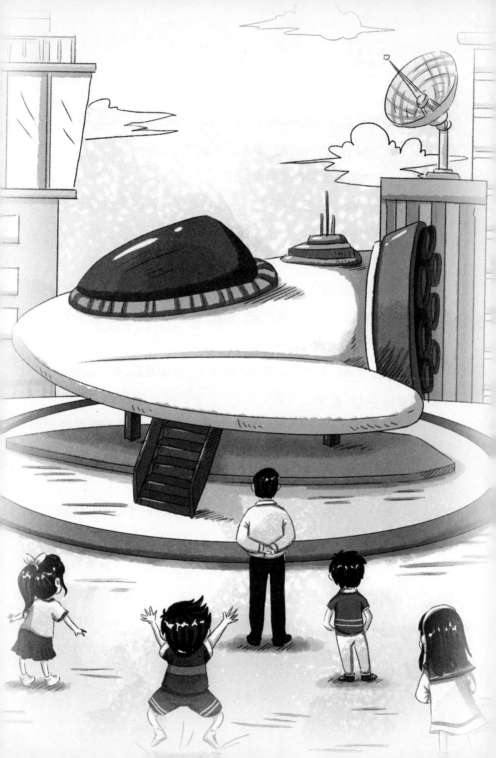

俩。"林博士看了一眼小铃铛和雨点儿，"平时就爱到处乱跑。"

两个小时后，飞船送过来了，大家准时出发。

上了飞船，大家都感到很新奇。

"这个是可以飞天的吗？真是太神奇了，这在我们那里是做梦都不敢想的事情，我出来这些天，真是大开眼界，现在的科技水平真的是令人叹为观止啊。"扁鹊由衷地赞叹。

"先生您过谦了，您的学识才是最值得我们学习的，还有您的学习精神，您看这才几天，您已经读书无数，这真的是学贯古今了。"林博士笑着说。

小茯苓他们感觉眼睛已经不够用了，这里看看，那里摸摸，都显得无比兴奋。

"这个座椅好舒服啊！"毛毛试坐了一个座位后满意地说道。

"哇，这个按钮是干什么的？"小茯苓小声说。

"咦？这里有一个小抽屉。"林夏夏发现了一个造型独特的"摆件"。

"别乱动，只能看，不能动。"田小七出声制止了林夏夏要去"拉抽屉"的动作。

叽叽喳喳，一时间飞船里像是炸开了锅。

小铃铛则是一直跟着小茯苓，一大一小特别投缘，这些天也形成了习惯，有时小铃铛还会躲进小茯苓的口袋里。

雨点儿跟着大家嘻嘻哈哈玩了一会儿后就安静地待在一个角落里了，有些心事重重的样子。

林博士看着她的样子，在心里叹息了一声，却什么也没有表现出来，有些事只能且走且看吧。

"好了，出发！"

林博士一声令下，飞船就在这样的气氛中启动了，飞往W星球，这一路有惊险，有惊吓，也有惊喜。

最危险的地方
最安全

飞船很大，就像是一个缩小版的研究院，会议室、实验室一应俱全。

林博士一个人坐在会议室中陷入了沉思……

他的思绪回到了十几年前，林博士刚刚接任研究院最高指挥官的那一天。

"从今天起，你就是研究院的最高指挥官了，有几件事，我要和你说。"老指挥官，也是林博士的老师说。

"我会把开启 S 星球所有资源的口令都改为你的信息。这第一件事就是和口令有关的，事实上，有很多人的信息可以开启，只是这些都进行了加密处理，只有在紧急情况下，也就是上一位次开启人遇到生命危险时，才能自动解密。简单说，你是第一开启人，当你遇到生命危险时，第二开启人的信息会自动替换你的，以此类推，第三、第四……这些人分布在各行各业当中。因为事关整个 S 星球的安全，这个方法可以尽可能地保证资源库的安全和在紧急情况下的正常使用。"老指挥官看着林博士说。

"还有就是让我们在遇到危险时，可以全力以赴，没有后顾之忧地冲在最前面，去保卫我们的星球。"林博士眼神中透着坚定。

"孩子，老师没有看错你，正是这一点。"老指挥官赞许地点了点头，接着说，"这是我们 S 星球的最高机密，一旦发生星球之间的战争，最高指挥官必然是最危险的，因为他们的身上承载着最多的信息，因此也是对手的首要目标。现在 W 星球在和我们合作，我们传输给了他们很多技术，只是资源开启口令依然只掌握在最高指挥官手里，没有备用人员。"

"第二个，是关于 W 星球的，他们现在和我们合作，我们也给予了他们很多帮助，但是害人之心不可有，防人之心不可无啊，无论何时，我们一定要留有足以自保的本事。W 星球的指挥官有些懦弱，我担心有一天会被他手下有狼子野心之人所害。"老指挥官面露担忧的神色。

　　"最后一件事就是，目前我们的防御系统看似固若金汤，其实这套系统用在每一个星球上，都会有几个监控不到的死角地带。S 星球的这几个地方我都安排了人员在那里进行人工监控。"

　　十几年过去了，老指挥官的话言犹在耳。

　　"防御盲点。"林博士低声说了一句，然后坐到了电脑前开始操作，过了一会儿，只见他嘴角微微上扬。

　　"林博士，接近 W 星球了。"一个助手过来说。

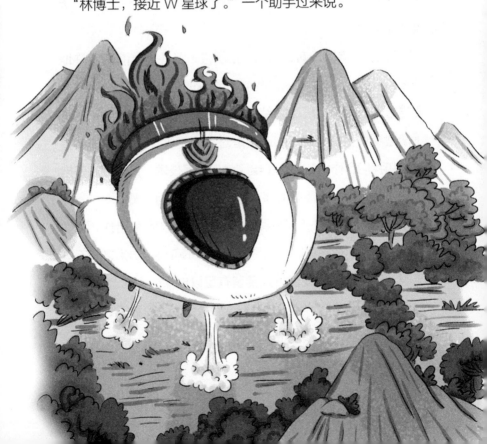

"开启飞船保护模式，按照我输入的地点降落。"林博士说。

很快，飞船降落在一个山谷里。

"就是这里了，我们已经在 W 星球降落了。"林博士对大家说。

"这是哪里啊？看外面像是一个山谷啊。"小莜苓说道。

"山谷里应该有很多新鲜的野果子可以吃吧。"毛毛有些要流口水了。

"这样的山谷应该有很多药材的。"扁鹊看了一下外面也是一脸期待的样子。

"山谷里应该有很多蚊子，我没有带驱蚊手环。"林夏夏有些担心。

"为什么要降落在这里？这里距离 W 星球总部有多远？"田小七与大家的关注点明显不同。

"这座山的另一边就是他们的总部。"林博士用手指了指前面的一座山说道。

"啊？那多危险！"大家惊呼出声。

"最危险的地方最安全，这里是 W 星球的监控盲点。"林博士对大家的反应早有预料。

"对了，那两个小不点呢？"林博士话锋一转。

"老师，我们在这儿。"小铃铛高声答道。

两个小不点儿一起走了过来，边走边小声嘀咕着什么。

"有话大声说，不要窃窃私语。"林博士的语气很是严厉。

"老师，W 星球不是没有精灵吗？我怎么感觉到精灵的气息了呢？雨点儿说没有，还说我平时不好好学习，感觉能力越来越差。"小铃铛说得很着急。

"就是没有啊，我没感觉到。"雨点儿慌张起来。

"有，只是这种非亲缘的感觉非常弱，只有近距离才能感觉到，所以我确定不仅是有，还离我们不远。"小铃铛的声音明显高了，语速也快了起来。

"好了，不要争了，仪器没有检测到，小铃铛，你确实要好好学习了。"林博士对小铃铛说。

"林博士……"一个助手走了过来，"我们……"林博士一抬手制止了要说下去的助手。

雨点儿一看林博士也支持她，松了一口气。

"老师偏心。"小铃铛表情落寞。

"好了，小铃铛，别矫情了，咱们出去看看。"小茯苓说。

一听说要出去玩儿，小铃铛马上就高兴起来了，他站到了小茯苓的肩膀上，跳了两下，"太好了，咱们走。"

"打开刚给你的保护装备。"林博士提醒小铃铛说。

"知道了，老师。"声音已经远了。

"还有你，雨点儿，只要走出飞船，记得打开保护装备，被

W 星球的人发现你可就危险了。"林博士对着又坐到一边儿发呆的雨点儿说。

"危险？会有什么危险？"雨点儿脸色顿时苍白了起来。

林博士叹了口气，没说话，去工作了。

林博士来到飞船控制中心。

"检测到的精灵气息来自哪里？"林博士对着刚才要汇报情况的助手问。

助手张了张口，很显然想不明白他刚才没有说出口的话林博士是如何知道的。

"小铃铛学艺再不精，感应同类的能力还是有的。"看着助手诧异的表情，林博士解释道。

"就在 W 星球总部的位置，不过气息很微弱，应该是受了重伤。"

迅速消失的能量

"重伤，难怪他们提前行动了，都等不及雨点儿长大。"林博士心里想着，嘴上却没有说出来。

"老师，我们回来了。"小铃铛欢快的声音从外面传来，早已没有了刚才的落寞。

"外面怎么样？"林博士问。

"太美了，风景如画，鸟语花香，简直是世外桃源啊！"小茯苓兴奋地说。

"不过，比起我们 S 星球还是差了那么一点点。"小铃铛骄傲地说。

"你呀！"小茯苓轻点了一下小铃铛，语气里有些无奈。

"对了，先生，外面植物品种很多呀，有没有药材我就不知道了。"小茯苓对着扁鹊说道。

"很多植物啊，那应该有药材的，我也要出去看看。"扁鹊一听这话也坐不住了。

"那大家一起吧，相互之间还能有个照应。"田小七提议。

"好啊！"刚回来的一大一小丝毫不觉得累，积极响应提议。

于是，大家又结伴出发了。

到了飞船外面一看，这里四面环山，形成了一个天然的山谷，飞船就稳稳地降落在谷底。有意思的是飞船已经不是出发时的白色，而是变成了迷彩绿，与周围的环境融为一体。

"太神奇了，我们的飞船是变色龙啊。"林夏夏惊讶地说。

"不是有保护和防御系统吗？干吗这么复杂，一会儿我们回来也不好找啊。"毛毛有些不理解这个设计，在他看来这简直是多此一举，还给自己人添麻烦。

"防御和保护系统是防电子眼的，保护色是防止人工监控和近距离监控的。"田小七解释说。

"至于回来嘛，你就不用担心了，皮皮会带我们回来的。"小铃铛的话打消了毛毛的顾虑。

大家高兴地往丛林深处出发了。

扁鹊读了很多中医的经典之作，现在对中药的认识突飞猛进，他发现这里有很多中药材，虽然不知道药效如何，但他还是采了不少准备带回去。

林夏夏摘了很多漂亮的野花，"在公园里花儿好看但不能摘，在这里摘点儿应该没问题吧。"为了减轻摘花儿的"负罪感"，林夏夏自言自语着。

小茯苓要找小松鼠，毛毛看到野果子就要摘了吃，被大家赶紧制止了。

大家一路又玩又闹，很是开心，太阳高照，很快，大家都出汗了，特别是毛毛，走一会儿跑一会儿，已经是满头大汗。

再往前走，一阵冷风吹来，出汗最多的毛毛竟然打了个寒战。

再看风景与刚才也有了很大的变化，植物少了，也听不到鸟儿的叫声了。原来前面两山之间有一道狭长的峡谷，大家试探着往峡谷中走了几步。

"快抬头，一线天啊！"小茯苓玩性大发，招呼着大家抬头看天。果然，两壁相夹，像是在天上画了一条长长的线。

最先发现异常的是田小七，"先别看了，我总觉得不对劲，这里各种生物开始减少，我们不要再往前走了……"

田小七话音未落，小铃铛惊呼："不好了，赶紧撤，皮皮的能量在迅速减少。"

大家赶紧查看自己的皮皮，果然，能量已经接近最低警戒线了。

赶回飞船的路上，小铃铛紧急联系飞船，"我们皮皮的能量正在被吃掉，原因不明，我们正在赶回飞船的路上，皮皮不知能坚持多久，请求定位，准备接应我们。"

他们一路往回走，毛毛打了个寒战，说道："刚才那阵妖风吹得我呀……"

"毛毛说话不太对劲儿啊。"扁鹊边说边走向毛毛。

"是啊，我也觉得，我怎么流口水了？"毛毛明显口齿不清了。

大家回头一看，只见毛毛的嘴歪向了一边，嘴角还流着口水。

"啊？毛毛，你的嘴……"林夏夏没能说完就被小茯苓捂住了嘴巴。

"真是屋漏偏逢连夜雨，赶紧先回飞船，毛毛走路没事吧？"田小七问。

毛毛摇了摇头，他已经不想说话了。

很快，一个小的直升机在大家上空盘旋。

"自己人。"小铃铛迅速做出判断，大家顺利回了飞船，刚进飞船，所有人的皮皮都因为能量不足关机了。

知道情况的林博士也赶了过来。

"小铃铛，你说说情况。"林博士直奔主题。

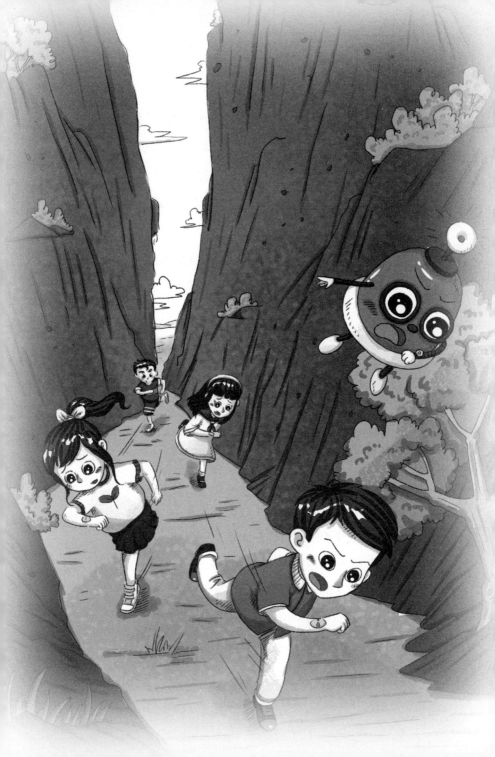

"我们走到一个两山相接处，有一个大峡谷，走进峡谷，皮皮的能量就迅速被吃了。峡谷处有冷风，峡谷周围生物明显减少。峡谷最宽处 5.3 米，最窄处 1.27 米。"小铃铛一本正经起来的样子也让大家看到了他的另一面，刚才那么紧急的情况下还能采集到如此精细的数据，可见平时一定是训练有素的。

"吃这么多的能量，W 星球肯定是在做什么违反《宇宙法》的研究。"林博士面色有些凝重，"看来我们此行任务要比想象中更艰巨。"

"违反《宇宙法》的研究那必须要禁止。"小铃铛一脸正气地说。

"还有我，我受伤了。"毛毛说。

"你不是受伤了，你是大汗之后，突感寒风，寒邪直中经络，得了'口僻'，又称为'吊线风'。"扁鹊说道，"没关系，我给你扎几次针就好了，年轻人恢复得快。"说着，扁鹊将自己视若珍宝的那一套毫针取了出来。

毛毛一看那么长的毫针，头摇得像拨浪鼓，一脸的恐惧。

"没关系，这个针看着很长，但是它很细，扎下去一点儿也不疼。"扁鹊安慰毛毛。

"那先生，您轻点儿。"毛毛含糊不清地说。

只见扁鹊在毛毛的脸上、胳膊上，甚至腿上都扎了针。毛毛本来紧绷着的神经，在发现真的不疼以后也放松了下来。

"先生，他不是脸上的毛病吗，怎么胳膊和腿上还扎针呢？"小茯苓不解地问。

"中医治病可不是头疼医头，脚疼医脚。中医啊，认为人体是一个有机的整体，针灸也是，都是用整体观念进行辨证取穴。有近端取穴、远端取穴等不同的取穴方法。"扁鹊耐心地解释着。

就这样，连续扎了三天之后，毛毛的症状明显缓解了。

毛毛基本可以正常说话之后的第一句话就是："小铃铛你太厉害了，简直让我刮目相看啊！不是说你平时老贪玩吗？"

"我贪玩不代表我学得不好啊。"小铃铛一脸的得意。

在这三天里，扁鹊也是一头扎进了实验室，他把采回来的中药利用刚刚学习到的现代研究技术研发"扁鹊方药"，制成的药丸放在一个古色古香的小瓶子里。

林博士带领他的助手也在积极地查找能量迅速消失的原因。

终于，在第三天的晚上，林博士的助手说："结果计算出来了。"

遭遇生化危机

　　"说。"林博士一向都是喜怒不行于色，这几天虽然没有表现出他的担忧，但这句极短的话语却是泄漏了他的情绪。

　　"W 星球目前在研究生化武器，这项研究需要消耗巨大的能量，我们这里是一个天然的屏障区，不会受到影响，小铃铛他们那天去到的大峡谷是我们这个屏障保护的边缘，再加上峡谷独特的地形特征，能量就被迅速吃掉了。"助于也感觉到了紧张的气氛，语速不由自主地加快了。

　　"生化武器，难道蒙面人是他？"林博士自言自语道。

　　"太可恶了！"小铃铛跳了起来。

　　"老师，这个研究出来后果会怎样啊？"雨点儿的声音微微有些颤抖。

　　"肯定不会是好结果，生化武器啊，不过雨点儿，你怎么

声音都颤了？怕了？不会吧，以前你可不这么怂啊。"没等林
博士回答，小铃铛就抢先开口了。

"他们居然研究生化武器，确实是丧心病狂！"田小七愤
怒地说。

"生化武器是被《宇宙法》明令禁止的东西，它的破坏力
不可估量，具体结果我们现在不得而知，但肯定是整个宇宙的
灾难。"林博士看了雨点儿一眼，停顿了一下又接着说，"所以，
只要是宇宙的成员，都有责任和义务去阻止这种行为。"林博
士的语气中透着坚定。

大家都很安静。

扁鹊用这几天学到的知识在努力消化这个结果，同时也在
想有没有解决的办法。

林夏夏吓呆了。

小茯苓的大脑中已经把自己想象成保卫宇宙的卫士去拯救
宇宙了，入戏太深，还没回过神来。

毛毛还没完全恢复，说话还是缺少那么一点自信，不过心
里也是藏着很多义愤填膺的话。

林博士给了大家几分钟时间，又意味深长地说了一句："遵
从我们内心的正义感，不做违背良心的事情，才能不留遗憾。"

雨点儿的脸色变了变，张了张口想说什么，终究是什么也

没说。

"老师，我们怎么办啊？要采取什么措施来阻止他们呢？"小铃铛问。

"我准备带几个人潜入他们的总部去侦察一下。"林博士说。

"太危险了，您的身份特殊，还是不要亲自去了。"扁鹊担忧地说。

"多谢先生关心，不入虎穴，焉得虎子，我只有亲自去查看了，才能真的做到心中有数，也好想一下对策，原来也是计划潜入他们总部的，因为要最终破坏他们的指挥中心，必须用到我身上的一些数据，只有我能做到。我怀疑他们也是想引我过去的。只不过现在又多了一个任务而已。"林博士解释完这些后准备离开，但似乎是又想到了什么，接着说："几位穿越过来的大小朋友，我很抱歉，适逢非常时期，原本要带大家领略现代科技的计划只能暂时搁浅了。"

"林博士您客气了，我们国家有一句话叫'天下兴亡，匹夫有责'，我想现在同样适用，何况这个参与的过程要胜过对任何高科技的参观和领略。"田小七说道。

"好一个'天下兴亡，匹夫有责'，说得太好了。"林博士激动地说，声音也比平时高了一些。

"是的，一切都是机缘，这都是可遇不可求的，我们荣幸之至。"扁鹊也说。

"就是，我们还要感谢您信任我们呢。毕竟现在怀疑我们内部有卧底嘛。"小茯苓没心没肺地说。

"卧底"两个字似乎刺痛了雨点儿，她惭愧地低下了头，大家忙着讨论，没人注意到，但是这一切都没逃过林博士的眼睛。

"是的，我都不觉得害怕了。"林夏夏也勇敢起来了。

"嗯。"毛毛也重重地点了点头。

林博士去准备侦察的事情了，大家继续讨论"生化武器"。

第二天一早，林博士就带着两个助手出发了。为了应对能量"被吃"，除了做好保护措施外，他们每人还多带了一个能量盒，只是备用能量盒一旦开启就特别容易暴露目标，也就只剩撤退一条路了。

林博士一行三人先到了小铃铛他们先前去过的那个峡谷，之前小铃铛他们还只是说动植物减少，才短短三四天的时间，峡谷周围 200 米以内已经是寸草不生、万物凋零了。

"看来情况越来越严重了，咱们赶紧走。"林博士带着助手紧急赶往 W 星球的指挥中心。

虽然有保护措施，但大家都发现，越接近控制中心，能量消耗得速度越快。

"能量有限，大家速战速决，查明情况赶紧撤。"林博士跟两位助手说。

轻松地躲过外围的电子眼，眼看要接近控制中心所在的大楼了，大家都谨慎起来，干扰了所有的摄像头之后，利用模拟装置，他们以假乱真成工作人员，顺利进入了中控大楼，林博士对大楼里的情况非常熟悉，这还是当年他帮着 W 星球设计修建的呢。

他们轻车熟路地来到控制室门口，两个助手在前面每人一把光波枪，直接击中控制室里的两个人，这种枪对人不会有伤害，只是让人对接下来十分钟之内发生的事情没有记忆，这也是只有林博士指纹授权才能启用的 S 星球特有武器。

林博士迅速地来到操控台前，他知道只有十分钟的时间，只见他指尖翻飞，迅速地敲击着键盘，时间一分一秒地过去了，林博士额头有薄薄的汗渗出，终于，9 分 35 秒，一个程序被植入到控制中心。

两个助手同时进行的另一项检测结果却不是很乐观。

"赶紧撤，没时间了。"林博士说了一句，三个人迅速离开了，控制室里的两个人继续手里的工作，就好像什么都没有发生过。

回去的路上，能量用尽，为了不被发现，他们并没有开启备用能量盒。失去定位的几个人进了山谷之后发现自己迷路了。转来转去发现还在原来的地方，眼看天就要黑了，大家有些着急，脚下的步伐也更急促了起来。突然，林博士脚下一空，身子一歪摔倒在地上。大家低头一看，原来是有一个大约半米深半米宽的坑被草覆盖住了，林博士的一只脚正好踩到边缘，不小心滑了下去。林博士的脚扭伤了，大家扶着他继续寻找回去的路。

又走了大约半个小时，只见眼前植物开始减少。

"应该是要到峡谷处了。"林博士说。

果然，前面一片荒芜，他们到了峡谷。

大家四处转了一下。

"看这里。"一个助手喊道。林博士和另一个助手循声看到一些树枝被折断了。

"看看还有没有被折断的树枝？这像是人为折断的。"林博士高兴地说。

"这边还有。"一米之外又找到了。

"我们就沿着这些折断的树枝走，这应该是之前小铃铛他们出来时先生留下的标记。"林博士在两个助手的帮助下一路往回走，但是他走路已经变得一瘸一拐了，又因为天黑了，没有人看到他额头上大滴的汗珠。

就这样，三个人回到了飞船，灯光下，大家看到了林博士苍白的脸、额头上的汗，还有湿透的衣衫。

"老师！您怎么了？"小铃铛先喊了出来。

"没事，脚扭伤了，急着赶回来，有些痛，不要紧。"林博士的语气有些虚弱，但是为了不让大家担心，他还是强撑着挤出一丝笑容。

"老师……"雨点儿声音很低，带着哭腔。

"我来看看。"扁鹊细细地检查起来，只见林博士的脚踝处肿得高高的。

"没关系，扭伤了，骨头没事。试一试我新研究出来的药。"说着，扁鹊拿出一个小瓶子，取出一粒药丸放到一个小碟子里化成糊状，然后轻轻地涂抹在林博士肿起的脚踝上。

"很清凉的感觉，疼痛明显减轻了。"林博士惊喜地说道，脸上的笑容也比刚才自然了很多。

"现在也就是能减轻一下肿和痛的感觉，真的要好起来，还得要等到明天早上。"扁鹊说道。

"已经很好了，您这是用山谷里采到的药物研制的吗？"林博士的脸色慢慢恢复了。

"是的，这里有一些药物是其他地方没有的，所以一定要保护起来呀，如果被生化武器毁了可就太可惜了。"说到这里，扁鹊一脸痛惜的表情。

"先生放心，我已经在他们的控制中心植入了一个程序，可以监控他们的研究，相信很快就能知道他们具体的研究内容，再有针对性地研究对策。相信可以避免这场灾难。"

"那么麻烦干什么？既然都到了他们的控制中心了，干脆直接破坏了它。"毛毛已经完全恢复了。

"最初是想一举破坏的，顺便搜寻有没有人质，一起解救。但是现在情况有变，他们在进行生化武器的研究，摧毁控制中心不知会有什么后果，所以只能改变策略了。"林博士解释说。

"解救人质。"雨点儿低声重复着。

"是啊。"简单的回答过后林博士没再多说什么。

很晚了，大家没再继续讨论，各自回去休息了。只有林博士，带着脚伤又去了实验室。

当当当……林博士正在电脑前工作，听到一阵敲门声。

"谁？"林博士想不出这么晚了会是谁。

"老师。"门外传来了雨点儿的声音。

雨点儿的身世

"雨点儿，这么晚了怎么还不休息？有什么事吗？"林博士打开门问道。

"老师，对不起。"雨点儿低声啜泣起来。

"有什么事进来说吧。"林博士叹了口气，无奈又心疼地说。

进到实验室，雨点儿局促不安。看到原来古怪顽皮的那个小精灵变成现在这个一脸忧郁的小不点儿。林博士咬了咬牙，更坚定了摧毁 W 星球控制中心的想法。

雨点儿站在那里，低着头不知如何开口，她就一直那么站着。

林博士看得一阵头疼、眼疼。

"说吧，W 星球得人什么时候联系你的？"无奈之下，林博士开口打破了沉默。

雨点儿诧异地抬起了头，眼神里满是不解，不知林博士是如何知道的。

"雨点儿，你从出生就知道你是 S 星球人，其实你和你的父母是曾经在 W 星球生活过的目前唯一幸存的精灵。"林博士继续说。

"啊？"雨点儿更懵了，一时之间消化不了这么大的信息量。

父母，W 星球，幸存……雨点儿脑子里不停地重复这几个词。

"您知道我的父母还活着。"雨点儿这句不是问句，而是通过林博士的话分析得来的结论。

"智商总算回来点儿了。"一向严肃的林博士突然用这么幽默的方式说话，让雨点儿一时忘了紧张与尴尬，不由得笑了笑。

"W 星球上原本是没有精灵的，当年为了帮助 W 星球的建设与发展，我们选派了 10 个优秀的精灵前来，这其中就包括你的父母。你是在 W 星球上出生的，你出生没多久，W 星球就发生了统治者的变更。我们的精灵受到连累，当时你太小了，为了保护你，大家合力掩护你们一家三口回到 S 星球，其余的几个精灵全部因没有逃出来而被害了。"十几年过去了，林博士说起那段往事依然十分痛心，"为什么 W 星球上的海族会劫持你们一家三口，就是因为你父母掌握着很多 W 星球资

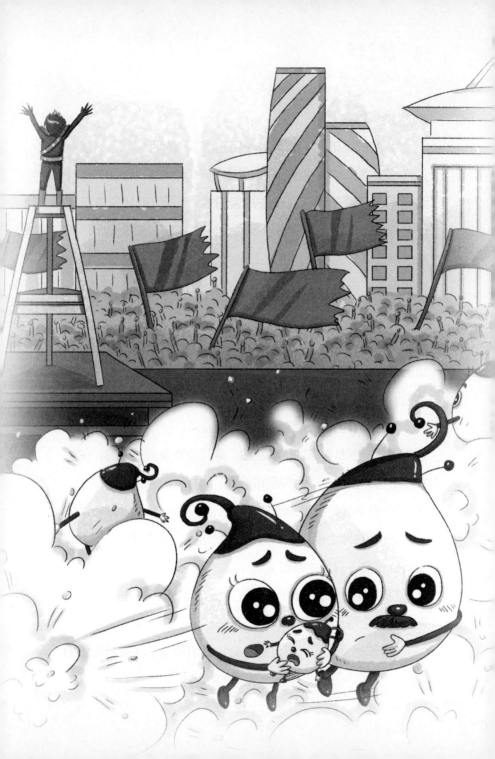

源的信息。"

"那我的父母？"雨点儿心中还有很多疑问。

"三年前，你回来说你的父母葬身在了太空，我就很怀疑，我们派出了很多的精灵前去搜索营救，但不知 W 星球用了什么样的方法，我们没有发现任何线索。直到前不久，药园和医院连续发生意外，再加上你反常的表现。"林博士平静地解释着，没有任何的怒意，如果说语气中带有什么情绪的话，那也是惋惜。

"我反常了？"随着谈话的进行，雨点儿有了一种如释重负的感觉，说话也放松了些，原来她心底一直渴望的也是真相大白。

"经常眼睛哭得通红，没事喜欢发呆，一个没心没肺的小迷糊突然走沉默寡言的忧郁路线，老师是看着你长大的，你那点小心思，自己还以为隐藏得很好。"林博士心疼地说。

"一开始我是猜想你的父母还活着，而且与 W 星球有很大的关系。"林博士接着说，"这次来到这里，我们便探测到了你父母的信息，只是太微弱了。"

"我也是感觉到了他们微弱的气息，他们是不是受伤了？"雨点儿担心得又要哭了。

"应该是受伤了，不过别担心，我们带来了两套最先进的精灵急救设备，还有扁鹊先生也会用他独特的医术来帮助我们。"林博士安慰着雨点儿，尽管他自己心里也充满了担忧。

"老师，我能做些什么？我想救我的父母，我想弥补我的错误，真的对不起。"说完，雨点儿对着林博士郑重地鞠了一个躬。

"好孩子，我知道你是被逼无奈的，我看到了你内心的纠结与挣扎，有一句话你说得是对的，那就是你能做些什么。"说到这里，林博士起身来到窗前。

"遇到问题最首要的一件事就是想办法解决问题。你看这窗外，一片漆黑，正如此时我们的处境，看不清前路，但是只要我们努力去做，天总会亮起来。"林博士语气坚定，给人信心。

"所以，你首先要做的就是告诉我们他们从什么时候开始联系你的？谁联系你的？通过什么方式联系你的？"林博士一连串问了几个问题。

雨点儿听了林博士刚才的一番话，知道了大家都在努力地帮她救她的父母，既感动又羞愧，就如实地把最近发生的事情都说了出来。

"真是个傻孩子，小小年纪自己承受了这么多，以后记得不管发生什么都要及时和大家沟通。"林博士望着雨点儿心疼地说道。

"最初我以为他们是针对我们星球的破坏行为，现在看来，是他们搞生化武器研究出了问题，自然生物受到严重破坏，而且还面临能量危机。他们应该是想趁着我们启用备用资源时盗取我们的自然环境信息和能量。"林博士继续分析着。

"还有一个原因……"说到这里，林博士停顿了一下，犹豫着该不该说。

"还有什么原因？"雨点儿焦急地问。

"你父母的处境也很危险，我们检测到的和你感应到的气息都很微弱，否则蒙面人也不会让年幼的你来完成任务。所以我们要加快行动的节奏。"林博士还是说了。

"爸爸妈妈……"刚刚情绪稳定下来的雨点儿一听这话又要哭了，"老师，我要救我爸爸妈妈，老师您快给我派任务吧。"

"我们先确定 W 星球要干什么，还有要知道你父母被他们藏在哪里了，才能有针对性地采取行动。我有一个想法，还不成熟，等我想好了，有一项任务还真是只有你才能完成。"林博士说。

"看蒙面人这行事风格，倒是很像一个人。"林博士自言自语道。

蒙面人是谁

W 星球，一个空旷密闭的房间里。

"怎么？还联系不上那个小精灵吗？"一个黑衣蒙面人厉声问道。一身黑色的衣服，黑布蒙面，只露出一双阴狠的眼睛。

"头儿，那个精灵就像是凭空消失了一样，怎么都联系不上她。"他的一个手下战战兢兢地回答。

"真是没用的东西。那我们最近的研究呢？用了我写入的新程序后有什么进展吗？"蒙面人继续问道。

"这个有进展，就是对我们的自然环境破坏得很厉害，而且……"回答的人明显不敢说下去了。

"而且什么？"蒙面人的声音明显不耐烦了。

"而且，我们的能量快用尽了，再找不到能量就前功尽弃了。"回答的声音已经开始发颤了，声音里透着恐惧。

"前功尽弃？不可能的，我一定不会让我的研究失败，我还要用它来控制整个宇宙呢，谁也不要和我抢，我才是最厉害的，哈哈哈！"狠绝的声音在这个空旷的房间内回荡着。

"去，把那两个精灵从密室放到3号关押室里来，让S星球的人可以检测到他们的具体位置，肯定会有人来救他们的，说不定，那重情重义的林博士会亲自来呢。"说完，蒙面人冷笑了一声，没有人能看到他的表情。

"最近几天加强对外来飞船的监控。"蒙面人说着推开墙上一扇隐藏的门进去了。

很快，按照蒙面人的命令，两个昏迷不醒的精灵被转移进了一个房间。

另一边。

第二天早上，林博士的脚伤完全好了。看着他能正常走路了，大家都很高兴。

"先生，您真是太厉害了！"小茯苓不由得竖起了大拇指。

"是啊，我也彻底好了。"毛毛也赶紧说，恢复之后的毛毛觉得平时不怎么在意的地方也是很重要的，比如这次他就深刻体会了我们习以为常的说话、吃饭，原来也是这么多器官共同合作的结果。

"其实我原来最擅长的是砭石和试脉，只是这些在这里不太能用得上，现在我会的很多技能是在这里学习到的。"扁鹊说话的语气非常谦和。

"先生过谦了，您的学习能力非常强，可以想象在您的那个时代，您是怎样的一位名医，您的努力成就了后来的流芳百世。"林博士由衷地佩服。

"有效的就是好的，我们昨天能顺利返回飞船，还要感谢先生折树枝留下的标记呢。"林博士接着说。

"哦，那是我经常出门在外，有很多时候路不熟悉，因而养成了这个习惯。"扁鹊笑了笑说道。

于是，林博士跟大家说了昨天返回时的曲折经历。之后，林博士又跟大家说了雨点儿的情况，雨点儿羞愧地低着头。

大家听了以后，谁也没有责怪雨点儿，都感觉很惋惜，也很心疼她。

"雨点儿，你太不够意思了，还拿大家当好朋友吗？这么大的事情你不告诉我们，自己扛着，你是不是傻啊？"小铃铛第一个开口了。

"不知雨点儿父母伤成了什么样子，我也可以准备一些药物。"扁鹊说。

"雨点儿，这不怪你，你也是太为难了。"林夏夏最看不得这种情况，觉得雨点儿好可怜。

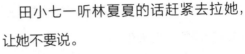

田小七一听林夏夏的话赶紧去拉她，让她不要说。

"好了，都不要安慰她，她做错事了也是事实，虽然于情可悯，但是于理不合，接受惩罚是必须的。"林博士的语气严肃起来，虽然他也心疼雨点儿，不过还是要给孩子们树立正确的是非观。

听了林博士的话，雨点儿反而有一种解脱的感觉，"我愿意接受惩罚，每个人都要为自己的行为负责，我现在只想尽我所能做些什么。"

这时，一个助手走了过来，"林博士，我们可以检测到两个精灵的具体位置了，在 W 星球的 3 号关押室。"

"嗯，看来是真的着急了，故意暴露雨点儿父母的消息想吸引我们过去。"林博士说，"这样看来，雨点儿父母暂时不会有生命之忧。"

"我可不可以去？"知道大家都在积极营救她父母的雨点儿，现在情绪稳定了很多，但是每每提到父母，她心里依然担心极了。

"你不能去，我会给你安排其他的任务。"林博士说。

"好的，我知道了。"雨点儿点了点头。

"这两天密切监控他们的中控系统，如果雨点儿父母这步棋不管用，他们必然采取其他行动来推进生化武器的研究，只要我们知道了他们具体研究内容，我就想办法破坏他们的计划。"林博士有条不紊地布置着任务。

W 星球

"那两个精灵引来人了吗？"蒙面人的声音听起来有些焦躁。

"没有，这两个精灵是不是没用了，要不要处理掉他们？"手下试探着问。

"先留着吧，以我对他们的了解，不可能放弃营救这两个精灵，现在估计有别的原因。没关系，我们就看谁能坚持到最后。打开9号资源库，研究进行到这个程度绝对不能半途而废。"

"9号资源库？那我们就没有退路了。"手下犹疑着。

"怎么？有疑问？我还不知道原来 W 星球要由你来当家了吗？"蒙面人声音高了两度。

于是，W 星球的 9 号资源库被打开了，这是最后的备用资源，这么大的能量需求，只可能是杀伤级别最高的生化武器的研究。

　　这个消息自然在第一时间就被林博士他们知道了。

　　经过一晚上不眠不休的工作，林博士掌握了 W 星球所有的研究细节，也庆幸没有直接摧毁他们的控制中心，因为他们设定了一个程序，如果控制中心遭到破坏，生化原料启动自爆，后果不堪设想。换句话说就是他们要与破坏他们计划的人同归于尽。

　　大家得知这个消息后都倒吸了一口冷气，太阴狠了。

　　"根据我的研究结果，从他的研究思路到操作习惯，再加上阴狠做事风格，这个蒙面人应该就是十几年前被老指挥官辞退的孤冥了。"林博士跟大家说。

　　"孤冥是老指挥官唯一的一个海族学生，他非常聪明，但是为人狠辣奸诈，所以老指挥官并不欣赏他，很多核心技术都不让他参与，后来因为他极力建议进行生化武器研究，被老指挥官辞退后失去了联系，现在看来十几年前 W 星球那场变故就是他一手操控的。"林博士说起了十几年前的往事。

　　"那我们怎么办呢？老师您快想想办法吧。"小铃铛着急了。

　　"现在我必须想办法拿到修改操控系统的口令，根据孤冥的习惯，我想这个口令必然是要获得他的 DNA 数据。"林博士环视了大家一下，"而取得 DNA 数据的最佳人选就是……"

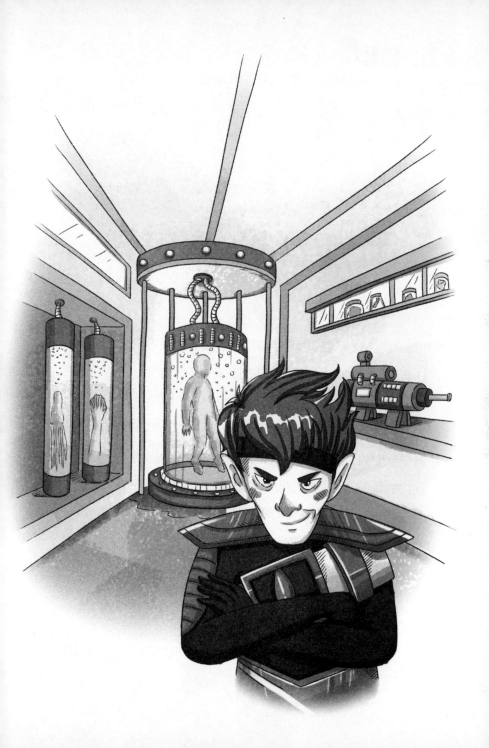

雨点儿的谍中谍

　　气氛一下子变得紧张起来，大家紧张不是害怕去执行这个任务，而是每个人都做好了去的准备。

　　大家等着林博士说出答案。

　　"雨点儿，孤冥必然是一直在联系你的，他应该有新的任务交给你，他们需要巨大的能量，肯定不会放过我们的基因库，我们的基因库与药园的自然环境标本合力才能产生异常巨大的能量，这就是他破坏我们药园的目的，启用备用标本，借此同时劫持基因库与环境标本。"大家聚精会神地听林博士说话，特别是雨点儿。

　　"雨点儿秘密返回 S 星球，不用保护设备，这样孤冥就能联系到你。"雨点儿认真地听着。

　　"我想孤冥给你的新任务是让你趁着启用药园自然环境备

用标本时窃取标本与基因库。"大家听着，都敬佩林博士的预见能力。

"可是我们这么重要的东西怎么能给他们呢。"小铃铛第一个不同意了。

"哎呀，给他个假的呗。"毛毛以为自己出了一个好主意。

"假的不可以，孤冥为人奸诈多疑，我们就用真的，不过，可以只给他标本，如果牺牲标本可以阻止一场宇宙灾难，还是值得的。"林博士立即说。

"你在交给他时想办法获取他的 DNA 然后传给我们，至于用什么办法，你自己想吧。"林博士说完就准备回实验室了。

"雨点儿，如果蒙面人问你为什么最近总联系不上你，你怎么说？"田小七问。

"啊？"雨点儿一时不知如何回答。

林博士饶有兴趣地回

过了头，他想听听田小七的答案。

"你就说不知道啊，最近一直和以前一样，这样符合你的性格和能力，一定不要找任何的理由。"田小七给雨点儿出主意。

林博士带着满意的微笑回去工作了，他真是很欣赏田小七，可惜的是这个少年不属于现在的时代，他早晚是要回去的。

雨点儿按计划秘密回到了 S 星球。不出林博士所料，在她不用保护设备的第二天，蒙面人就联系她了。

"最近都联系不上你，看来你是不管你父母的死活了。"阴森森的声音一点没变。

"我爸爸妈妈怎么了？"雨点儿故作镇定地问。

"先说清楚为什么最近联系不上你，别想给我要什么花招。"蒙面人恶狠狠地说。

"我怎么会知道，我是巴不得你们联系我，我要救我爸爸妈妈的呀。"说着说着就哭了起来。

"你应该没有这个胆子和能力躲着我，不要吵了，我这次联系你是要给你一个新的任务。"雨点儿关键时刻演技在线，又真的担心父母的安危，哭起来也是真情流露，倒也没引起蒙面人的怀疑。

"药物失效，必然要启用自然环境备用标本，你趁机将备用标本和基因库拿到手。"蒙面人的目标果然如林博士所料。

"啊？备用标本还行，基因库难度太大了。"雨点儿在心中默默地佩服了林博士 15 秒。

"难度是你的事，你可以先给我标本，再给我基因库的数据，少一个也不行。"蒙面人没留任何余地。

"那我给你标本时要见我父母。"雨点儿心里非常害怕，表面上却壮着胆子硬撑着。

"可以，明天此时我再联系你，你只有一天的时间。"这句话说完，通话就关闭了。

第二天，雨点儿拿到了标本后一直在忐忑不安的等待中度过。终于，那个可怕的声音来了。

"拿到了吗？"

"嗯。"雨点儿举了举手中的东西，"我只能先拿到标本，我要先亲眼看到我父母还平安，才能再想办法拿基因库数据。"

"好，那就让你见见，见到又怎样？"蒙面人的语气里很是不屑。

"你走 6 号空间隧道，我让人带你过来，你把标本亲自交给我。"

很快，雨点儿来到了 W 星球的控制中心大楼，一路跟着前来接她的人。终于在一个房间里见到了蒙面人。

"我的父母呢？"雨点儿见房间里只有蒙面人自己，问道。

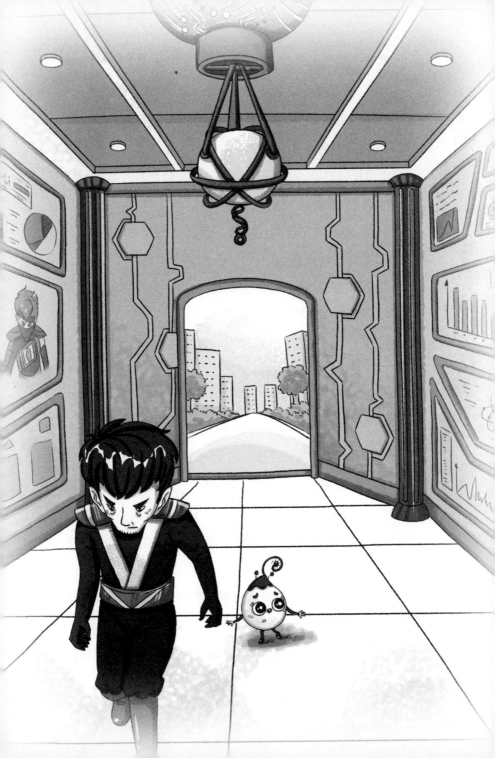

"先把东西给我，我确定是真的再说。"

尽管不情愿，雨点儿还是把东西给了蒙面人。五分钟之后，蒙面人回来了，看不清他的表情，但应该是很满意的样子。

"再想办法拿到基因库数据。"

"我父母呢？"雨点儿焦急地问。

"在你身后。"话音刚落，雨点儿身后的一面墙壁缓缓地移动开了。

只见两个昏迷不醒的精灵躺在那里，雨点儿扑了过去。

"爸爸妈妈！"她大喊着，没有人理她。

"你们醒醒，看看雨点儿啊。"还是没有得到回应，他们就那么安静地躺在那里，如果不是雨点儿能感应到他们的气息，她甚至以为他们已经死了。

"你到底对我父母做了什么？"雨点儿猛然抬起了头，两眼通红，蓄满恨意，突然，她冲向了蒙面人，一阵扑打。

蒙面人没想到雨点儿有胆子过来，有些猝不及防，再加上雨点儿毫无章法地扑打，竟让他有些招架不住。但是很快，回过神来的蒙面人一下子将雨点儿甩了出去，摔到地上，一道光束对准了她。

"找死！"蒙面人的声音冰冷得像是来自地狱。

雨点儿以为蒙面人要打死她了，但最终蒙面人还是放下了手中的枪。

"先饶了你，如果不能顺利拿到基因数据，你们一家三口谁也别想要活命了。送她离开。"蒙面人说完就离开了，一个人走了进来送雨点儿到了空间隧道口。

回到 S 星球，雨点儿紧握的拳头慢慢松开，看着手心里的东西，尽管眼中充满了泪水，但她还是笑了。

危急时刻

　　原来，雨点儿的手心里一直紧紧握着的是蒙面人的几根头发。

　　林博士迅速将雨点儿接到了位于 W 星球的飞船里。

　　"任务完成得非常好。"林博士拿着头发去实验室了。

　　雨点儿和大家讲了她完成任务的过程。

　　"你没受伤吧？不是被摔了一下吗？"林夏夏担心地问。

　　"没事，我有准备，摔得不重。"

　　"咱们不是都训练过吗？你怎么上手抓呢，这也太给咱们精灵丢脸了吧。"小铃铛撇着嘴，在他心里，这关乎精灵的战斗能力，雨点儿那几下子简直太给精灵们跌份儿了。

　　"真要是打，我怎么可能是蒙面人的对手呢，别说头发了，只怕一米之外我就被摔出来了。我这叫出其不意，趁乱才能抓下他头发呢。"雨点儿振振有词。

"对了，蒙面人要是再要基因库的数据怎么办，可不能再给他了。"雨点儿满是担忧地说。

"哎呀，老师的水平你还不知道吗？很快就会阻止他们的研究的。然后再一举摧毁他们的控制系统。"小铃铛骄傲地说。

"林博士这样多累呀，身体累垮了怎么办！"小茯苓说了一句，却不曾想一语成谶（chèn）。

蒙面人的DNA数据很快被提取，也顺利地破译了修改操控系统的指令。

最关键的时刻到了，林博士跟大家说，修改操控系统时，大家必须关闭所有的装备，不然会干扰程序运行，让大家做好心理准备。也就是说在修改操控系统的过程中，大家是没有任何科技可以借助的。

"没关系，也就十几分钟的时间。"林博士让大家不要紧张。

结果谁也没想到的事情发生了，当修改进程进行到五六分钟的时候，只听"咚"的一声，林博士从椅子上摔了下来。

大家都慌了，抢着过去扶他。

"别乱动，先把他就地放平，头歪向一侧。"扁鹊指挥着大家。

"怎么办呢？现在什么检查也做不了呀。"小铃铛哭了。

"别着急，有先生在呢。"小茯苓把小铃铛放在手掌上，轻声安慰着他。

　　危急时刻，扁鹊走上前去给林博士试脉，大家屏住呼吸，一分钟后，扁鹊抬起头望着大家，"不要紧，林博士是疲劳过度晕过去了。"说完这句话，扁鹊不再多言，迅速地取出他的毫针，开始给林博士治疗。

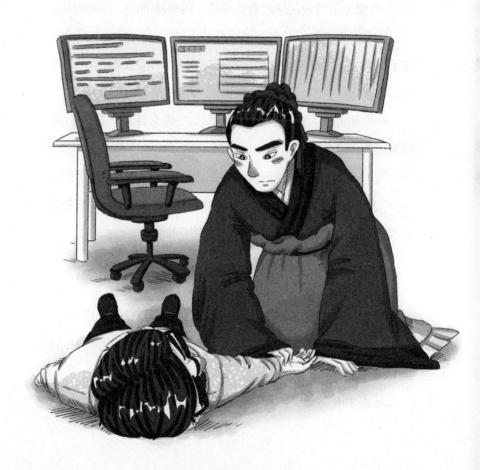

又过了几分钟，林博士醒了，大家一看时间，马上就要进行下一步操作了，赶紧把他扶了起来，林博士又坐到操控台前继续工作，时间刚刚好，W 星球的生化武器研究终于被终止了。

林博士把操控系统转移到他的皮皮上，然后对着大家说："接下来，我们要一起去会一会孤冥了。还要救出雨点儿的父母。"林博士虽然看起来还有些疲惫，但思路清晰，行动自如。

大家很快来到了控制系统所在的大楼，这次不用保护设备，也不用伪装，就非常顺利地来到了控制中心所在的楼层。因为在系统看来，大家已经是"自己人"了。

一个房间里，蒙面人正在发脾气，"怎么回事，我们的操控系统失灵了！"

"说，谁干的？"这声间隔着很远都能感觉到重重的戾气。

"谁干的都是为民除害。"林博士他们推门而入，话也说得云淡风轻的，与蒙面人的暴躁形成鲜明对比。

"你终于来了。"蒙面人冷笑一声。

"孤冥，果然是你。"林博士语气也变得冷冷的。

"是你破坏了我的控制系统？你知道后果吗？你们所有人都等着和我同归于尽吧，哈哈哈！"令人毛骨悚然的笑声在房间里回荡。

林博士淡然一笑，左手一挥，只见腕间几道光束射出，再一看，房间里所有的海族人都被一种发光的绳索给束缚住了。

林博士走过去摘下蒙在孤冥脸上的黑布，一张狰狞的脸呈现在大家面前。

"老指挥官的眼光果然是很准的，十几年前就看透了你的本质。幸亏当年没把核心技术都教给你。"林博士语气很平静。

"只要有机会，我还是不会放过你的，我要控制这个世界！"孤冥已经接近疯狂。

"全都带到一个地方统一关押起来。"林博士一边说着，一边出了门。

雨点儿的父母也被找到了，林博士让助手抓紧时间把他们送回飞船，因为那里有最好的精灵急救设备。

站在控制中心空旷的大厅中，林博士心情复杂，"圣雄甘地在《年轻的印度》中的人类七宗罪，有两条就是'Knowledge without character, Science without humanity'"。

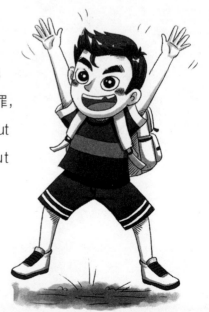

"什么意思啊？学霸给翻译一下。"毛毛傻眼了。

"没有是非的知识，没有人性的科学。"田小七的语气也有些沉重。

"是的，知识与科学失去了是非与人性的约束，带给我们的只是灾难。所以，我们更需要品质与学识双优的人加入我们的团队。"林博士感慨万分地说着，同时别有深意地看了田小七一眼。

田小七避开林博士期望的目光，但是明显也开始考虑这份来自 500 年之后的邀请了。

十年之约

大家回到飞船，很快就返航 S 星球了。

雨点儿的父母被送到了中心医院进行最好的治疗，情况也在一路好转，而雨点儿则是寸步不离地守护着他们。

说到医院，最让人惋惜的就是药园了，自然环境的备用标本也被毁了，短时间之内无法栽培出高效的药物了。

自从上次林博士晕倒之后，扁鹊一直在帮他治疗。两个人也是边治疗边讨论，激起了很多共鸣。

"小铃铛，你失守时空隧道的错误还没接受惩罚呢。"一天，林博士出其不意地来了这么一句。

"老师，看来您的身体完全恢复了。"小铃铛的脸垮了下来。

"做错事情受惩罚，这是我们一直以来的规矩，前段时间是事情太多，不代表没有这回事。"林博士强调。

"药园自然环境需要重建，这就需要有人再回到各个历史时空去采集自然环境信息。这是一个苦差事，而且去的人需要具备掌控时空隧道的能力。小铃铛，你们说谁该去？"林博士看着小铃铛问道。

"该我去，老师。"小铃铛感觉这就是为他量身打造的一个任务。

"好，那我给你十年的时间，十年之内，时空隧道你可自由开启，十年之后，你的最后一站是 2028 年小茯苓他们生活的地点，采集完最后一份信息，你就回来。"林博士说。

"十年，好一个'十年之约'。"田小七低声说了一句。

原来，林博士与田小七进行了一次深谈，给了他十年的考虑时间，也让他用这十年完成自己那个时代知识体系的构建。

林博士让大家在这里再参观一下就要启程回家了。所以这几天讨论最多的就是回家的话题了。

"我看历代的地图演变，咱们还是同乡呢。"扁鹊兴奋地和几个孩子们说。

"是的，先生，而且在您的家乡，我们那个时代称为济南市长清区的地方还有您的雕像呢，就在山东中医药大学里，学校里还有您专门的介绍，也有一群后生专门研究您的学问呢。"田小七赶紧说。

"哦？这些我还没有看到，不知道雕像是我什么时候的样子？你们要不要带几幅我现在样子的画像回去？"扁鹊的话逗得大家哈哈大笑。

"哎呀，我好想念家里的美食啊。"小茯苓说着还装模作样地咽了咽口水。

"说来听听。"扁鹊对美食兴趣浓厚。

于是，小茯苓就给大家普及了一下几大菜系，听得大家一脸的向往，特别是扁鹊和小铃铛。

过了一会儿，小茯苓又把小铃铛叫到了一边。

"小铃铛，交给你一项任务。"

"啊，任务啊？老师已经给我一个大任务了。"一听这个，小铃铛的小脸皱成了一团。

"我还没说完呢，你愁什么？我就是让你这两天再给先生送书时多送两本我们那时的美食书。"

"哦，这样啊，没问题。"小铃铛点头如捣蒜。

于是，最后的几天，扁鹊看到的都是美食与烹饪方面的书。

回家与惊喜

终于到了要回家的时刻，大家都依依不舍。

小茯苓把小铃铛托在手里，"小铃铛，你执行任务的空隙就去我们那里看看啊，不然等你十年后再去，我们都长大了，你都认不出我们了啊。"

"嗯嗯。"小铃铛都要哭了。

"别忘了我们的约定。"林博士拍了拍田小七的肩膀。田小七点了点头，两人心照不宣，没再多说什么。

林博士转身走了，不想看到别离的场面。

"好了，我先送你们回去，再送先生。"小铃铛说。

只见一道白光从小铃铛身上发出，大家再睁开眼睛时，又回到了科技馆里的机器人面前。他们的同学还在继续参观，没人知道发生了什么。

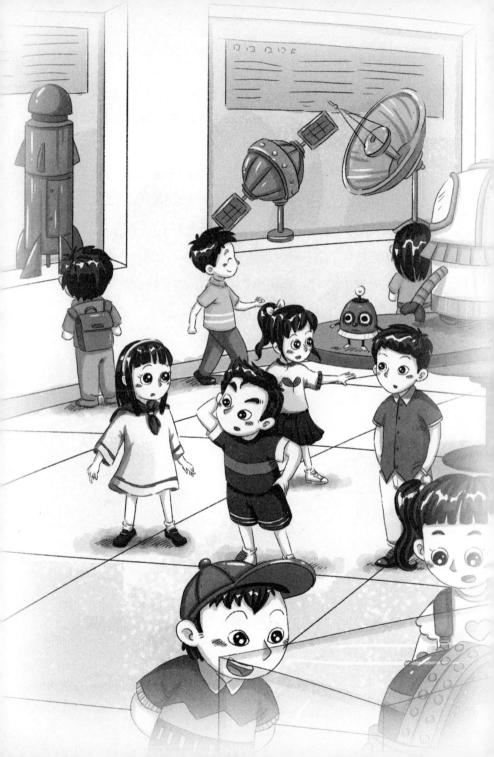

　　之前的事情就像是一场梦，四个人互相看着，没人说话，但已经可以确定那不是梦。

　　小茯苓揉了揉眼，不过她知道，机器人不会再眨眼睛了。

　　回家的路上，小茯苓情绪不高，突然她觉得自己口袋里动了一下，低头一看，一个小精灵从里面出来了。

　　"小铃铛！"小茯苓惊呼。

　　"看看那边。"小铃铛用小手指了指前方。

　　只见一个青衣长发的人正在向她招手。

　　"先生！"小茯苓激动地跑了过去。

　　……

中医药知识小学堂

亲爱的小朋友们，故事里面的扁鹊确有其人，但不是在 500 年之后的未来，而是生活在 2000 多年之前的古代。

1. 扁鹊是个什么样的人

扁鹊，是中国历史上正史记载的第一位医家，姓秦，名越人，字少齐，又号卢医，生于公元前 407 年，卒于公元前 310 年。齐国渤海卢人（今山东济南市长清区），现在在扁鹊故里还有一所著名的大学——山东中医药大学。

2. 那些关于扁鹊的神奇故事

扁鹊之所以被称为神医，是因为他的医德高尚、医术精湛，《史记》中记载了扁鹊最有名的三个神奇故事。第一个故事是晋昭公时代，扁鹊给晋国的权臣赵简子看病，当时很多宫廷御医都认为赵简子病重，但扁鹊通过诊脉后，认为他并没有严重的问题，没过多久，果然赵简子痊愈了；第二个故事，扁鹊仅仅根据齐桓侯气色的变化，就判断出他有疾病，并推断出疾病发展的过程，而齐桓侯却认为扁鹊危言耸听，没有听扁鹊的建议，最终不治而亡；第三个故事，扁鹊路遇虢国太子的葬礼，却发现太子并没有死亡，于是通过针刺、热熨、汤药等方法，让"暴亡"（其实是患了一种叫"尸厥"的病）半日的太子"起死回生"。

3. 扁鹊的"六不治"原则是什么

扁鹊医德高尚，在医疗实践中，他认为不是所有的人都可以治疗，提出了著名的"六不治"原则，即：

骄恣不论于理，一不治也；轻身重财，二不治也；衣食不能适，三不治也；阴阳并，脏气不定，四不治也；形赢不能服药，五不治也；信巫不信医，六不治也。

其中"信巫不信医不治"这一条原则标志着医术与巫术的彻底分离。

图书在版编目（CIP）数据

星空奇遇记 / 王春燕著. —北京：中国医药科技出版社，2018.11

（中医药世界探险故事）

ISBN 978-7-5214-0439-5

Ⅰ.①星… Ⅱ.①王… Ⅲ.①中国医药学－少儿读物 Ⅳ.①R2-49

中国版本图书馆CIP数据核字(2018)第208142号

美术编辑　陈君杞

版式设计　大隐设计

出版　中国健康传媒集团 | 中国医药科技出版社

地址　北京市海淀区文慧园北路甲 22 号

邮编　100082

电话　发行：010-62227427　邮购：010-62236938

网址　www.cmstp.com

规格　880×1230mm $^1/_{32}$

印张　4 $^1/_4$

字数　64 千字

版次　2018 年 11 月第 1 版

印次　2024 年 1 月第 2 次印刷

印刷　大厂回族自治县彩虹印刷有限公司

经销　全国各地新华书店

书号　ISBN 978-7-5214-0439-5

定价　20.00 元